主编 罗艳

罗艳经方临证医案选

中国中医药出版社
·北京·

图书在版编目（CIP）数据

罗艳经方临证医案选 / 罗艳主编 . — 北京：中国中医药出版社，2020.8

ISBN 978 - 7 - 5132 - 6221 - 7

Ⅰ . ①罗… Ⅱ . ①罗… Ⅲ . ①疑难病—经方—汇编—中国—现代
②疑难病—医案—汇编—中国—现代 Ⅳ . ① R289.2 ② R249.7

中国版本图书馆 CIP 数据核字（2020）第 076275 号

中国中医药出版社出版

北京经济技术开发区科创十三街 31 号院二区 8 号楼

邮政编码 100176

传真 010-64405750

保定市中画美凯印刷有限公司印刷

各地新华书店经销

开本 710×1000 1/16 印张 14 字数 164 千字

2020 年 8 月第 1 版 2020 年 8 月第 1 次印刷

书号 ISBN 978 - 7 - 5132 - 6221- 7

定价 59.00 元

网址 www.cptcm.com

社 长 热 线 010-64405720
购 书 热 线 010-89535836
维 权 打 假 010-64405753

微信服务号 zgzyycbs
微商城网址 https://kdt.im/LIdUGr
官 方 微 博 http://e.weibo.com/cptcm
天猫旗舰店网址 https://zgzyycbs.tmall.com

如有印装质量问题请与本社出版部联系（010-64405510）

《罗艳经方临证医案选》编委会

主　编　罗　艳

副主编　张霄峰

编　委　黄　晓　王　刚　白颖舜

自　序

　　医案，即病案，是医生治疗疾病时辨证、立法、处方用药的连续记录。中医医案，是中医理、法、方、药综合运用的具体反映形式，它不仅是医疗活动的真实记录，而且反映了医家的临床经验及思维活动。医案便于总结临床经验，启迪思路，所谓"医之有案，如弈者之谱，可按而复也"（清代俞震《古今医案按》）。近代著名国学大师章太炎说："中医之成绩，医案最著。欲求前人之经验心得，医案最有线索可寻。循此钻研，事半功倍。"指出了医案的重要性。

　　中医医案起源很早，其萌芽可追溯至周代。据《周礼》记载，当时的医生已有关于疾病名称及治疗结果的记录。汉代名医淳于意创造性地记载了自己治疗的二十五例医案，当时称为《诊籍》。后世医家有将自己所治疗的病案记录整理而为个人医案者。也有专门选取古今名家医案汇编成册者，如《名医类案》《续名医类案》《古今医案按》等。医案不仅充分反映了各医家不同的学术观点、丰富的临床经验，同时也为后世医案的发展奠定了坚实基础。

　　中医医案浓缩、涵盖了中医基础理论和临床各方面的知识，可谓博大精深，医案既是临床医师临床诊疗水平的展示，也是中医理论和临床水平的集中体现。历代医家名医辈出，各有千秋，其独特的临床经验往往从医案中表现出来，研读古今医案可以学到医家对某些疾病独特的诊治方法。临床学艺要以患者为师，以病情为师，以病案为师，只要将病案解读明白，临床水平就会提高；医案对于从事临床、教学、科研工作者来说，当是必修之学。

医案成章不易，求好更难。行医数十载，虽不可言望尽、闻尽、问尽、切尽天下之疑难杂症，但其中或有可归档医案，传于后世者。古人云"温故而知新"，望天下为医者，无谓中西，皆可从中"温其故，而后知其新"，举一反三，良多受益。

清代伤寒大家柯韵伯说："胸中有万卷书，笔底无半点尘者，始可著书。"余心系黎民百姓，恪守行医之准则，临证近四十年如一日撰写医案。唯愿此医案可抛砖引玉、排沙见金，愿中医学术薪火相传、生生不息。本书为第六批全国名老中医药专家学术经验继承工作继承人黄晓、王刚，以及徒弟白颖舜近3年书写的临床真实病例，经余及张霄峰老师审阅。作为个人用药经验，不免纰漏舛误，望同道不吝指正。

罗　艳

2020 年 4 月于本溪

主编简介

罗艳，女，1983年毕业于辽宁中医学院（现辽宁中医药大学），现任辽宁省本溪市中医研究所副所长、主任医师。为第六批全国老中医药专家学术经验继承工作指导老师、首批全国优秀中医临床人才、罗艳名老中医专家工作室指导老师、辽宁省名中医、本溪市名中医。担任世界中医药联合会糖尿病专业委员会理事、辽宁省中医药学会糖尿病专业委员会副主任委员。获本溪市劳动模范、辽宁省五一劳动奖章、本溪市首届优秀专家、本溪市十佳医生、本溪市自然学科带头人、本溪市首届名中医称号。主持的"温经膏治疗卵巢早衰的临床与实验研究"课题获本溪市科技进步一等奖；"糖脂平干预糖调节受损临床研究""系列中药干预糖耐量异常临床研究"课题获本溪市科技进步二等奖。撰写《健脾利湿法治疗代谢综合征》《脾瘅证治探微》《运脾逐湿清热法治疗初发隐匿性2型糖尿病69例》《辛开苦降法治疗代谢综合征的机理探讨》等论文20余篇。

罗艳长期从事中医临床工作，手不释卷地学习中医经典理论，用纯中药每天诊疗患者40余人次，具有丰富的临床经验。师从国医大师张琪、薛伯寿、吕仁和及周平安教授，以擅用经方治内、妇、儿科疑难杂病而闻名省内外。在东三省率先研制四季膏方，组建"三辨三衡"北方四季膏方辨证论证体系，开创膏方治疗疑难重症的先河。

目　录

壹 膏方医案 18 例

"膏"字从"肉",《说文·肉部》曰:"膏,肥也。"本义指动物的脂肪,后泛指浓稠的膏状物。在中药制剂中,将中药材加工制成像动物的油脂一样细腻稠厚的半流状物称为"膏剂"。膏剂黏稠,在体内吸收慢,停留时间长,比其他剂型能更好地发挥滋养作用。近代著名中医学家秦伯未在《膏方大全》中对膏方的定义:"膏方者,盖煎熬药汁成脂液,而所以营养五脏六腑之枯燥虚弱者也,故俗称膏滋药。"

我院制剂室主任徐勇学习膏方制作方法,2009 年开始在东三省率先开设膏方,多年来共开具膏方两万余剂。2008 年起,笔者开始在江浙沪一带学习膏方理论,多年来,笔者一人所开出的膏方占全院的90%,每年春节前后,笔者开的膏方被带到美国、英国、日本、加拿大、新加坡、韩国等世界各地,膏方成为本溪市中医院深受患者欢迎的特色剂型之一。

从 2012 年起,笔者连续 6 年在全国膏方会议上主讲《"三辨三衡"论膏方》《膏方北进的探索性研究》《膏方在疑难病中的应用》等内容,受到与会学员的一致好评,吸引了大量学员来本溪市中医院学习膏方。笔者率先开展四季膏方疗法的推广,并将膏方用于慢性疑难病的治疗,扩大了膏方的应用范围。2014 年年底,中国中医药报以"南国膏方如何在北方落地生根"为题，专版报道了我院膏方革新纪实。笔者研发了温经膏和健儿膏两个院内制剂。笔者主持研究的温经膏治疗卵巢早衰的临床与实验研究的课题，获 2016 年本溪市科技进步一等奖。笔者对北方膏方的贡献体现在以下几个方面。

（一）建北方四季膏方辨证论治体系

南方用作冬令进补的膏方主要以补肾为主，要掌握肾中阴阳平衡，水火既济，肾精化肾气即可。笔者根据北方地域特点，将南方进补的膏方扩展为四季膏方，那么北方四季膏方的辨证方法和组方原则是什么？在多年的膏方实践中，她摸索出东北四季膏方的辨证方法与组方原则，概括为"三辨三衡"。临床应用"三辨"，即辨体质、辨病、辨证三位一体的诊断方法是膏方成功的基础；熟练用药达到药方配伍平衡，药方与患者体质、病、证平衡，药方与季节时令平衡，即"三衡"是医师辨证论治水平的体现，也是膏方疗效的保证。

1. 膏方的辨证方法——三辨

（1）辨体质

体质现象是人类生命活动的一种重要表现形式，它是在人群生理共性的基础上，不同个体所表现出的生理特殊性。体质受先天禀赋、年龄、性别、生活条件及情志所伤等多种因素的影响，体质是决定患者在相对长的时间内机体功能保持稳定的基本要素。要准确地把握体质和疾病的因果关系，具有某种体质的人，容易患何种疾病是有一定规律的，掌握各种体质特征的发病规律，便可以有效地预防和及时治疗疾病。体质的确定是有效并且安全用药的基础，也是膏滋方处方用药的重要参照体系，因膏方服用的周期长，如果不针对体质用药，常常会出现副作用。

辨体质的方法有很多，有王琦教授九种体质分类法、黄煌教授辨体法、赵进喜教授六经体质分类法等，笔者最常用的是六经辨证法，按三阴三阳分类体质分型有太阳体质、阳明体质、少阳体质、太阴体质、少阴体质、厥阴体质。同时，参考王琦教授九种体质分类法。

（2）辨病

西医讲病，中医讲证。病是人体在致病因素作用下，导致生命现象发生异常自始至终的全过程。主要指西医学微观诊断的疾病。"病"是有一组具有临床特征的症状构成，病各自有不同的演变规律。膏方应用的方法也随着现代中医事业的发展而有所变化，传统的中医从宏观的唯象辨证，向微观、微量的方向发展，并为阐明"证"的实质，提供了许多新的物质基础和客观指标。许多有识之士在临床探索中积累了大量的经验。如已故的中医药大家姜春华，在20世纪60年代初就以提出"辨病与辨证相结合"，他说："既要为病寻药，又不废辨证论治，为医者须识病辨证，才能做到辨病与辨证相结合。"国医大师朱良春教授也说："辨证论治是中医临床的特色，也是中医诊断疾病的主要方法。但是，医学总是在不断向前发展的，我们应当不断丰富和发展辨证论治的内涵。因为中医在宏观、定性、动态方面的研究是有其独到之处的，但是在微观、定量、静态方面的研究则有所不足。所以，我们要在辨证论治的前提下，还要注意辨证与辨病相结合，才能进一步提高疗效。"可见，将"辨病论治"纳入中医理论框架结构之中，有着坚实的临床实践基础，也是对近几十年来中医临床研究成果的理论概括和升华。围绕疾病进行治疗，即辨病论治，具有针对性强、全面把握的优点。辨病是对疾病发生、发展全过程的纵向认识，有助于抓住贯穿于整个疾病过程中的基本病理变化。

（3）辨证

证是病因作用下发生的综合临床表现，是疾病连续的全过程的一个"横断面"，具有阶段性。中医辨证很重视整体，关注患者的体质、禀赋、性格、情志、环境、地域、气候、社会、经济状况等，并从"天人合一"的观点出发进行辨析。辨证论治是中医的精华和特色。膏方是中医治疗学的重要组成部分，它的临床应用原则离不开中医基本理论，开膏方既要辨病也要辨证。病是产生证的根源，证是疾病反映出来的现象。"证"和"病"是一种因果关系，有着不可分割的联系。辨病是前提，辨证是手段。辨证是基于疾病核心病机的分类和细化；脱离了辨病，单靠辨证就会割舍疾病的总体特征。临床如能交叉运用病证并辨的方法，可以从不同的侧面更好地揭示疾病的本质。围绕辨证论治展开治疗针对疾病用药，无疑可以提高临床疗效。

体质因素决定病机的从化。所谓"从化"，即言病情随体质而变化。不同体质的人会患不同的疾病，体质是病发生、发展的基础，正因为有这种体质，才患上这种病，正因为患上这种病，才表现这种证。因此，辨体质是辨病、辨证的基础，辨病是与辨证紧密联系的环节，辨证是决定选方用药的关键。把这种辨证方法称为辨体质、辨病、辨证"三位一体"的辨证模式。以其重视体质，最能体现"治病求本"的精神，辨病强调西医疾病发生、发展的基本病机，重视辨方证，强调有是证用是方，用药针对性强，最能突出中医治病个体化治疗的优势。

2.膏方组方原则——三衡

阴阳贵乎平衡，人体的生命活动是以体内阴阳气血为依据的，阴阳脏腑气血平衡，人体才能健康无恙，延年益寿，故《素问·生气通天论》曰："阴平阳秘，精神乃治。"反之，阴阳失衡是疾病产生的原因，是人体衰老的根源，治疗原则当以调整阴阳气血，以平为期。《素问·至真要大论》曰："谨察阴阳所在而调之，以平为期。"应用膏方的目的是恢复阴阳的动态平衡，防治疾病，增年益寿。膏方选方用药时要注意三个平衡。

（1）药方配伍平衡

药物配伍原则：冬令进补的膏滋方一般以补肾为主，肾为水火之脏，内含肾阴肾阳，补肾时要注意阴阳平衡，纯阴无阳则无以运化，纯阳无阴则阳无所依附。补肾时应遵循张景岳所说："善补阳者，必于阴中求阳，则阳得阴助而生化无穷；善补阴者，必于阳中求阴，则阴得阳升而泉源不竭。"

膏方多由30～50味中药组成，每味药量多在200g左右，膏方内多含补益气血阴阳的药物，其性黏腻难化，若纯呆补，每每会妨碍气血，留邪内闭，导致脾胃呆滞，并易出现上火现象。故配方用药必须动静结合，至为关键。即补品为"静药"，必须配以辛香走窜之"动药"，动静结合，才能补而不腻。笔者在制定膏方时，总于众多滋腻补品中加入健脾运胃之药，既可消除补药黏腻之性，又可协助脾运吸收之功。故膏方中药物配伍原则应补泻药兼用，动静药结合，寒凉药并用，众药本身就具有动态平衡。

药物组方原则：膏方是由多味药物组成，药物组成的原则是什么？简单放大剂量或套用某方加减的方法只适合于单纯疾病的患者，在使用了辨体质、辨证、辨病三位一体的诊断方法的复杂性疾病患者，必须选用大方复方治疗。大复方的构成借鉴了方剂学理论中君臣佐使药的原则，将"药"在方中的属性延伸至"方"在膏方中的属性。其主要构成方法是：由辨体质、辨证、辨病三位一体的诊断方法进行诊断之后，确定 1～2 方组成膏方的君方，1～2 方组成臣方，佐使方则由反制方、2～3 味引经药、5～6 味消导药等组成，再酌加两味胶类药构成全方。在祛除了重叠的药物后，药味总量恰好在 30～50 味。很多学者应用了此法，笔者在十年前应用散剂治疗慢性病时应用此法，取得了很好的临床疗效，应用膏方时延用了此法，临床证实此法确实是一种简单便捷的方法。

（2）药方与患者体质、病、证平衡

药方要和患者的体质、西医疾病、中医证候相对应。膏方的组方原则应在中医理论指导下，遵循辨证论治的原则，一剂好的膏方应建立在准确的辨证论治的基础之上。在辨体质、辨病、辨证"三位一体"的辨证模式指导下，选方用药要在辨体质的基础上，对证论治，并兼顾西医疾病，才能有针对性。选方用药，要在患者体质、方证、西医疾病中找到切入点、平衡点。膏方多由复方组成，其组成看似庞杂，实属井然有序。医家根据患者的具体病情拟定膏方，结合不同禀赋与耗损而选用相应药物，随病加减，辨证施治，并非蛮补，其功效优于市售之补膏。

（3）药方与季节时令平衡

春夏养阳，秋冬养阴。根据春生、夏长、秋收、冬藏的原则，冬季服用的膏方多为补剂，且多为补肾之剂。其他季节的膏方多为治病的膏方。四时之气的升降浮沉对疾病会有不同的影响，如金元医家李东垣主张"临病制方""随时用药"的组方理念，他在《脾胃论·脾胃将理法》中提出："春时有疾，与所用药内加清凉风药，夏月有疾加大寒之药，秋月有疾加温气之药，冬月有疾加大热之药，是不绝生化之源也。"用药与四时相应，以适应温、热、寒、凉、升、降、浮、沉的规律，不绝生化之源，受这种思想的影响，结合每个季节的易发病证，则可以在不同的时令，根据病情及气候，采用相应的四时用药法，随证应变，也可以用膏方的形式来防治疾病。故此类患者的膏方不仅仅局限于冬令时节用药。

（二）用膏方治疗慢性疑难病

笔者将南方进补的膏方拓展到疑难病的治疗，扩大了膏方的应用范围。

疑难病是指在诊疗中病因复杂未明、诊断难以统一、医治难度较大的一类疾病。说起疑难病，顾名思义，"疑"就是疑惑，犹豫不决；"难"是艰难的，不容易治疗的。《伤寒论》中诸多"难治、难愈、不治、死不治、死"的名词，代表诸症之难。《素问·玉机真脏论》中指出"形气相得，谓之可治，形气相失，谓之难治"。《灵枢·九针十二原》云："疾虽久，犹可毕也。言不可治者，未得其术也。"在中医里疑难病主要是指病机错综复杂，因而疑惑不解，认证不清，诊断与辨病难。对病证而言，难主要指治疗上困难，久治无效。中医讲的疑难病，主要有以下几个方面：①症状复杂难辨。症状与疾病交织，难以辨别清楚，如肿瘤患者，既有糖尿病，又有高血压、冠心病，加上肿瘤治疗起来非常复杂，症状太多而难以抓住主症。②病机复杂难辨。多因复合，病机交错，多脏相关，往往是寒热错杂，虚实夹杂，痰饮、瘀血互结。③症状奇特，难辨难治。④病程漫长，迁延不愈，邪盛正衰。⑤诊断容易，辨证容易，但是没有好的疗效。

秦伯未在《膏方大全》中指出："膏方非单纯补剂，乃包含救偏却病之意。"膏方不仅有滋补强身的作用，还可以疗疾治病，尤其适用于一些反复发作、虚实错杂，迁延缠绵的慢性疑难病。传统中药汤剂处方多按单一证型开方，而我们临床面对的慢性疑难病，是多脏腑累及、虚实夹杂、寒热并存等复杂病情，特别是患者提供相当多的躯体或身心症状时，传统单一证型辨证自然会受到挑战，而膏方运用中药大复方，能同时治疗患者的本证、标证、并发症，是整体观念、辨证论治的体现，它要求医师具有较高的中医理论基础和临床能力，要有多年开中药汤剂的临床实践，并能全面把握患者病情发展变化的趋势，预见患者病情未来的变化。同时，膏方是浓缩剂，口感好，不伤胃，便于长期服用，是治疗慢性病的良好剂型。进补的膏方冬季服用，治病的膏方一年四季均可服用，扩大了膏方的应用范围。

（三）膏方与汤剂相比优点

1. 服用方便

每天一汤匙服下或开水冲饮，减少了汤剂每天煎煮的麻烦，开一剂膏方能服 1 至 2 个月，减少了慢性病患者的就诊次数。在当今快节奏的社会，是深受患者欢迎的一种剂型。

2. 口感好，老少皆宜

膏方中有调味剂，无汤剂味苦难服之忧。膏方是药材手工水煎煮浓缩而成，它集中了药物中的精华，量少而纯，不含纤维素及杂质，服用起来不损伤胃气，便于消化吸收，药物温和持久，对于平素胃肠功能不佳、体弱多病者尤为适宜。

3. 体积小，便于携带

膏方是浓缩剂，体积小，适用于外地患者和出国人员携带。

4. 疗效好

膏方属于大复方制剂，能同时治疗本证和兼证，扶正祛邪，标本兼治，对慢性疑难症具有较好的临床疗效。

5. 膏方以补为主，北方多用调补

随着人民生活水平的提高，人们饮食结构发生了改变，长时间高脂肪、高热量饮食的摄入，北方人民的体质发生了变化，肥胖人群多，高代谢综合征的人群在逐渐增多，能进补的人群在减少，必须用调补的方法达到平衡，平衡就是健康，进补不是补，而是治未病。笔者在临床用药多以调补、平补、清补、温补为主，很少用纯补法。进补的膏方主要是冬至服用，而治病的膏方一年四季都可以服用。

6. 治病范围广

根据膏方剂型特点，其应用范围应该是国医大师王绵之先生所说的："病情比较稳定，需要一定时间服药，而处方也基本固定者。"凡是用中药能治的疾病都可以用膏方。多年来，笔者所开膏方，小儿多是针对慢性反复上呼吸道感染、消化不良、增加免疫力、增高、哮喘、肾炎、多动症等；初高中生主要是为了减轻压力、促进睡眠；妇女调经、助孕、保胎，治疗慢性盆腔炎、子宫内膜异位症、乳腺增生、子宫肌瘤、卵巢早衰、面部黄褐斑、更年期综合征等；老年人治疗慢性病，如高血压、心脑血管疾病、糖尿病、血液病等。现代人压力大，

代谢性疾病多，亚健康人群多，都是膏方的适宜人群。

7. 价格便宜

膏方通常是大复方，一般由饮片、细料、胶类、糖类和辅料等五部分组成。笔者所开治病的膏方主要由饮片组成，很少用细料，胶类在 200 克以内，小儿用清膏，黏而不腻，易于吸收。价格也很便宜，一剂膏方能服用两个月左右，价格适宜，疗效好，能为老百姓所接受，因而具有广阔的市场前景。

（四）病案分析

1. 胸痹心痛医案

柳某，男，就诊时 65 岁。首诊日期：2016 年 1 月 4 日。

主诉：胸闷、气短，活动无力两个月。

现病史：患者 2015 年 11 月 4 日突然出现心胸憋闷不适，气短，乏力，就诊于沈阳军区总医院，经检查诊断为"冠状动脉粥样硬化，急性心肌梗死"。造影提示冠状动脉弥漫性堵塞：左前降支 95%，左回旋支 90%；右冠脉 85%。因病变血管部位多且堵塞严重，基础病多，未行手术治疗，仅内科保守治疗。2015 年 11 月 15 日晚，患者再次发病，遂经逐级转诊至北京安贞医院行手术治疗。因患者有糖尿病病史 23 年，持续性血糖增高、周身弥漫性动脉硬化，选不到正常血管，存在手术禁忌证，故未做成手术。于是选择内科保守治疗，在内科治疗的同时，心绞痛频繁发作，因本人及家属仍存进一步诊治的愿望，遂经人介绍求诊我院专家门诊治疗。现症见：胸痛时作，胸闷、气短，动则尤甚，咽干，手足热，纳寐尚可，大便每日一行。既往史：糖尿病病史 23 年，目前胰岛素联合二甲双胍或阿卡波糖降糖治疗，空腹血糖 9.2 ～ 9.5mmol/L。高血压病史 1 年，目前口服美托洛尔 25mg，日 1次。糖尿病肾病病史 10 余年，肾功能不全病史 5 年，肌酐 250μmol/L。查体：舌体胖大，舌质红绛，花剥苔，脉弦细无力。

诊断：中医诊断：胸痹心痛。西医诊断：冠心病。

治则：益气养阴，活血通络。

处方：生脉饮合血府逐瘀汤，加生黄芪 30g、丹参 15g、炮山甲 6g。10 剂，水煎服，每日 1 剂。

二诊：2016 年 1 月 15 日。患者服药 10 剂后胸痛胸闷气短减轻，能下楼活动，精神状体好转，吃饭睡眠正常，仍有咽干、手足心热，舌质红绛，苔少，脉弦细。效不更方，上方继服 10 剂。

三诊：2016 年 2 月 2 日。患者服药后诸症缓解，考虑患者家住大连，复诊不方便，春节临近，病情也基本稳定，配制膏方 1 剂，缓则治其本。治则：滋补少阴心肾，兼用活血通络止痛。处方：半夏泻心汤合栝楼薤白半夏汤合五苓散合六味地黄汤合五子衍宗丸合血府逐瘀汤合生脉饮合二仙汤，加生黄芪 30g、黄精 15g、三七粉 10g、龟甲胶 15g、鹿角胶 15g、蜂蜜 15g、木糖醇 30g。10 剂成膏，8 ～ 10g/ 次，日服两次。

四诊：2016 年 4 月 13 日。胸闷气短明显改善，体力较前好转，口腔偶有溃疡，手足热，夜寐稍有欠佳，纳可，二便通畅。查体：舌质紫暗，舌中有瘀斑，苔黄腻，脉弦滑。辅助检查：糖化血红蛋白 8.4%，肾功能：肌酐 150μmol/L。处方：六味地黄汤合五子衍宗丸合血府逐瘀汤合滋肾通关丸合生脉饮合二仙汤，加桂枝 15g、炙甘草 10g、人参 15g、丹参 15g、生黄芪 30g、黄精 15g、三七粉 10g、葛根 30g、天麻 10g、绞股蓝 15g、鹿角胶 15g、龟甲胶 15g、木糖醇 30g。10 剂成膏，服法同前。

五诊：2016年7月4日。无明显胸闷，略有胆怯，体力佳，手足热较前有所减轻，口腔溃疡，夜半易醒，小腿偶痛，纳食可，二便正常。查体：舌质红绛，舌体胖大，中间少苔，边薄黄苔，脉沉涩。辅助检查：糖化血红蛋白7.8%，空腹血糖7.2mmol/L，餐后2小时血糖11～12mmol/L。肾功能：肌酐95μmol/L。处方：上方去人参加西洋参15g、绞股蓝30g、栀子15g、淡豆豉15g。10剂成膏，服法如前。

按语：因患者家住大连，复诊困难，4年来间断服用膏方至今，期间根据消化、睡眠、心胸症状加减使用半夏泻心汤、黄连温胆汤、栝楼薤白半夏汤等。不仅心脏病症状缓解，肾功能也恢复正常。用药期间胸闷少有发作，无胸痛，体力有如常人，头发变黑，现为老年旅游团领队，生活质量明显提高。该患者糖尿病病史23年，合并糖尿病眼病、糖尿病肾病、肾功能不全、高血压、冠心病、心肌梗死。多病共存，患者求治于中医。中医辨证，病在少阴，心肾阴虚，阴损及阳，阴阳两虚。在少阴心肾阴阳两虚的基础上，又出现心脉瘀阻，胸痛胸闷气短，本着急则治其标的原则，先于生脉饮加黄芪益气养阴，血府逐瘀汤活血通络止痛，20剂后诸症缓解。选用膏方调理。膏方选用六味地黄丸合五子衍宗丸、血府逐瘀汤加味，意在滋补少阴心肾，兼用活血通络止痛。长期服药，肝肾功能均正常，不仅心脏病症状缓解，肾功能也恢复正常。

2. 胸痹心痛医案

张某，男，58岁。首诊日期：2018年8月10日。

主诉：胸痛、气短7年，加重半年。

现病史：2011年3月，患者因上火、劳累后出现胸闷、气短、胸闷痛，心悸，乏力，活动时明显，在沈阳军区总医院做冠状动脉造影，发现前降支完全阻塞，诊断为"急性心肌梗死"，行手术治疗。其后常规抗凝、降脂、稳定斑块等治疗维持。2018年春节期间，因劳累，导致睡眠不足，再次出现胸痛，气短，走路无力，2018年2月在沈阳陆军总院就诊，检查心脏彩超提示射血分数为31%；心肌瘤（心尖部）大小3.4cm×2.4cm，左房内径增大，二尖瓣、三尖瓣轻度反流。心电图示：陈旧性前壁心肌梗死，心率77次/分。诊断为"冠心病，陈旧性心肌梗死，心肌室壁瘤，左心衰"。专家建议患者卧床休息，不能下地活动，并向患者及家属交代病情，心肌梗死后出现心肌室壁瘤的危险性非常大，随时有猝死的可能。住院治疗20天，因无特效疗法，只能对症治疗，上述症状无明显改善，欲求中医诊治。刻诊：家属用轮椅推入病室，见患者心理压力巨大，精神抑郁，纳呆，厌世，自觉胸闷痛，气短，周身乏力，活动时加重，困倦，下肢浮肿，寐差多年，夜尿频，大便黏腻，有排不尽感。舌质红，苔黄腻，脉弦滑。既往史：1998年患者有过外伤，腰骶部骨折；1991～1994年多次因工作时混合气体中毒而入院抢救；甲状腺多发结节。糖尿病病史12年，目前空腹血糖控制在7.0mmol/L左右，餐后2小时血糖10.0～13.0mmol/L。精神障碍（睡眠差），常年口服阿普唑仑才有少量睡眠。

诊断：中医诊断：胸痹心痛。西医诊断：冠心病，糖尿病。

治则：辛开苦降畅气机，通阳化气以利水。

处方：半夏泻心汤合栝楼薤白半夏汤合五苓散，加生黄芪30g，葶苈子15g。6剂，水煎服，日两次温服。同时心理疏导，调畅情志，树立战胜疾病的信心。西医常规降压、降糖、降脂、扩冠药等支持疗法。

二诊：2018年8月20日。患者口服上方后大便通畅，进食量增多，心情舒畅，胸闷减轻，活动后气短、胸痛，下肢浮肿减轻，但仍不能下地活动，舌质淡暗，苔薄黄，脉沉涩无力。处方：血府逐瘀汤合生脉饮，加生黄芪50g。7剂，水煎服，日两次温服。

三诊：2018年9月3日。口服上方后胸痛减轻，进食量增加，体力增加，能下床大小便，能在房间里走动，睡眠好转，心悸，头晕、耳鸣、腰酸、腿软，舌质淡暗，舌苔薄白，脉沉细无力，两尺无力尤甚。上方继服7剂。同时配合膏方口服。处方：半夏泻心汤合黄连温胆汤合六味地黄汤合五苓散合五子衍宗丸合血府逐瘀汤合生脉饮合栝楼薤白半夏汤，加生黄芪50g，炙黄芪50g，炒酸枣仁15g，丹参15g，三七粉10g，淡附片15g，夜交藤30g，合欢皮30g，阿胶15g，鹿角胶15g，蜂蜜15g，饴糖15g。10剂成膏，8～10g/次，日两次服。

四诊：2018年11月21日。患者自述服用膏方1剂后已无胸痛不适，能在室外活动，生活自理，能从事轻微家务劳动，偶有活动后疲劳、胸闷，偶有心悸，久立时偶有踝部水肿，夜寐较前有所好转，二便通畅。舌质淡暗，苔薄黄，脉沉弱无力。予上膏合用鸡鸣散：上方加炒槟榔15g，木瓜15g，桔梗6g，紫苏子10g，吴茱萸6g，以行气利水消肿。10剂成膏，8～10g/次，日两次服。其后患者平时口服膏方，病情变化加重时口服中药汤剂，调整至2019年4月。其生活自如，轻体力活动不受限，能上班从事轻微体力劳动，性格开朗，精神状态一如常人，其既往的满头白发又见灰黑。

按语：冠心病、心肌梗死是西医学的病名。根据胸痛、胸闷、心悸、气短等症状，可以诊断为"胸痹心痛"。《素问·脏气法时论》云："心病者，胸中痛，胁支满，胁下痛，膺背肩胛间痛，两臂内痛。"又如《灵枢·厥病》云："真心痛，手足青至节，心痛甚，旦发夕死，夕发旦死。"类似心绞痛及心肌梗死的记载，同一篇中描述"厥心痛"症状"痛如似锥针刺其心"。《金匮要略·胸痹心痛短气病脉证并治》中除有"胸痹，不得卧""心痛彻背，背痛彻心"等一系列描述外，在治疗方面也提出了比较系统的方药。《金匮要略·胸痹心痛短气病脉证并治》云："夫脉当取太过不及，阳微阴弦，即胸痹而痛，所以然者，责其极虚也。今阳虚知在上焦，所以胸痹心痛者，以其阴弦故也。"仲景用阳微阴弦概括了胸痹心痛的病机，说明了病之本质在于极虚。《素问·平人气象论》载有："胃之大络，名曰虚里，贯膈络肺，出于左乳下，其动应衣，脉宗气也。"左乳下，正是心尖冲动之处，而曰胃之大络，又曰宗气，所以心和胃有着密切关系，从西医学观点来看，心绞痛严重发作时，可伴有恶心、呕吐、上腹胀等消化道症状，而饱食厚味，食滞不下，亦能促使心绞痛的发作，也说明中医认为心与胃的关系密切，这对于胸痹心痛的发病及治疗具有一定意义。厚味饱餐、情志（精神情绪）六淫等，都能引起本病的发作。笔者经常从脾胃论治胸痹心痛。患者初诊时出现精神抑郁，纳呆、厌世，自觉胸闷痛，气短，周身乏力，活动时加重，困倦，下肢浮肿等症状，笔者选用半夏泻心汤合栝楼薤白半夏汤合五苓散加黄芪治疗。半夏泻心汤辛开苦降，调畅中焦气机；栝楼薤白半夏汤通阳宣痹。瓜蒌开胸，可宣痹以通阳，薤白通阳以宣痹。由于胸痹多为胃浊上逆，故用半夏和胃以降阴逆，降阴逆亦可间接地扶助心阳。五苓散化气行水，通阳不在温，而在利小便。药后大便通畅，进食量增多，心痛、胸闷也随之好转。临床疗效证实了从脾胃论治胸痹心痛的有效性。二诊根据患者胸痛、舌质淡暗，为心脉瘀阻，不通则痛，用血府逐瘀汤合生脉饮益气养阴，活血通络。本病乃机体衰退之虚证，诸症缓解后用膏方以补肾填精，温通心阳，交通心肾。心与肾相互为用，肾水不能还精于心即显心功能虚衰，补肾填精法为治胸痹之本的大法。本案患者采用小剂量膏方常年口服，补肾健脾，温通心阳诸法同用，疗效显著。使患者恢复了正常生活和工作能力，彰显了中医药神奇的疗效。

3. 胸痹心痛医案

肖某，男，38岁。家住沈阳。首诊日期：2017年3月20日。

主诉： 发作性胸骨后疼痛1年余。

现病史： 患者20多岁自己做生意，精神压力大，饮食、作息不规律，经常陪客户喝酒至凌晨2～3点，近1年来出现胸骨后疼痛不适，呈灼痛，劳累时加重，影响正常生活。曾在市中心医院住院治疗，诊断"冠心病，心绞痛"，给予扩冠治疗后症状不减，求治于中医。现症见：胸骨后疼痛时作，后背相对处亦疼痛不适，灼痛感，劳累加重，伴心烦失眠，急躁易怒，大便不成形，2～3次/日。查体：舌质紫暗，苔薄黄，脉弦滑。

诊断： 中医诊断：胸痹心痛。西医诊断：冠心病。

治则： 益气活血止痛。

处方： 血府逐瘀汤加党参15g，生黄芪15g，木香10g，土鳖虫10g。10剂，水煎，日两次温服。

二诊： 2019年3月30日。药后胸痛发作频率明显下降，疼痛程度明显减轻，偶有胸骨后刺痛，睡眠好转，心烦减轻，手足心易汗，大便不成形1～3次/日。治疗上效不更方，继续10剂巩固治疗。

三诊： 2019年4月11日。胸痛再减，余无不适。纳寐可，大便不成形，1～2次/日，夜尿2～3次。查体：舌质红，苔薄黄，脉弦滑。病情相对稳定，标急已去，改用膏方巩固治疗。处方：栝楼薤白半夏汤合四妙散合温胆汤合血府逐瘀汤合五子衍宗丸，加仙茅10g，仙灵脾15g，黄精15g，石菖蒲15g，郁金15g，生黄芪15g，远志15g，鹿角胶15g，饴糖15g，蜂蜜15g。10剂成膏，6～8g/次，日两次服。1年后患者因感冒病再次就诊，询问其病情，自诉上剂膏方用后胸痛未再发作，甚是欣喜。

按语： 该患者因做生意压力大，生活、作息不规律，烦劳过度，耗损气血，损伤阳气，加之生意不顺利，着急上火，肝气郁结，气机不畅，气滞血瘀，胸阳痹阻，不通则痛，故出现胸痛彻背。初诊时急则治其标，予血府逐瘀汤行气活血养血止痛，加党参、黄芪益气，木香、土鳖虫行气通络止痛。20剂后胸痛基本缓解，改用膏方调理。膏方以栝楼薤白半夏汤、四逆散、温胆汤、血府逐瘀汤、五子衍宗丸，加益气养血、安神之药，形神共调，诸症痊愈。

4.胸痹心痛医案

曲某，女，80岁。首诊日期：2012年11月30日。

主诉：心悸、胸闷1个月。

现病史：患者1个月前无明显诱因出现心悸、胸闷，时有胸痛不适，活动时明显，休息后可缓解，曾于外院查24小时动态心电图提示窦性心动过缓，平均心率40～45次/分，心肌缺血。建议安装起搏器治疗，但患者拒绝，遂就诊于我处。现症见：心悸，胸闷、胸痛时作，活动时明显，休息后好转，伴头晕。纳尚可，夜寐欠佳，小便可，大便不成形，1～2次/日。舌质淡暗，苔黄腻，脉沉涩。既往史：高血压病史10余年，口服硝苯地平缓释片，1片/次，日1次。糖尿病病史8年，口服二甲双胍缓释片1片/次，日两次。颈椎病病史5年。辅助检查：血压150/90mmHg。心肺检查未见明显异常。

诊断：中医诊断：胸痹心痛。西医诊断：冠心病。

治则：温通胸阳，化痰开痹。

处方：栝楼薤白半夏汤合温胆汤，加葛根30g，生黄芪30g，党参

15g。5 剂，水煎，日两次温服。

二诊：2012 年 12 月 7 日。药后胸闷、胸痛等不适明显好转，发作频率及程度均有改善，夜寐可，二便通畅。效不更方，继续巩固治疗，间断服药近两年，病情基本稳定。2014 年 5 月 13 日来诊，自述近 1 个月因孙子结婚，家里人多喧闹，睡眠不足，出现胸痛、气短，于 2014 年 4 月 17 日因冠心病于我市中心医院住院治疗 13 天。心电图示：窦性心动过缓，心率 45 次 / 分，ST-T 改变。转诊到沈阳军区总医院，做冠脉 CT 提示：①左前分支近段多发钙化斑块及非钙化斑块形成，管腔轻度狭窄；②右冠脉多发钙化斑块，近段管腔重度狭窄。建议支架治疗，患者拒绝后来诊。现症见：胸闷、气短，活动时明显，偶有胸痛不适，舌质紫暗，苔黄腻，脉沉缓无力。处方：①栝楼薤白半夏汤合黄连温胆汤，加生黄芪 30g，党参 15g。5 剂，水煎，日两次服。②膏方：栝楼薤白半夏汤合温胆汤合血府逐瘀汤合二仙汤，加生黄芪 30g，人参 15g，黄精 15g，三七粉 10g，夜交藤 30g，合欢皮 30g，天麻 10g，丹参 15g，阿胶 10g，鹿角胶 10g，饴糖 15g，蜂蜜 15g。10 剂成膏，8～10g/ 次，日两次冲服。

三诊：2014 年 9 月 15 日。服用上述膏方后胸闷、胸痛明显减轻，活动后气短减轻，家住 7 楼，休息一次能到 7 楼，心率维持在 50 次 / 分左右，略有乏力，双下肢凉痛，偶有头晕，夜寐 4～5 小时，大便 1～2 次 / 日，不成形。舌质紫暗，苔黄腻，脉沉缓。病情基本缓解，改用温阳益肾膏方以固本。处方：六味地黄汤合五子衍宗丸合温胆汤合栝楼薤白半夏汤合二仙汤，加生黄芪 30g，黄精 15g，三七粉 8g，夜交藤 15g，合欢皮 30g，葛根 30g，天麻 10g，丹参 15g，桂枝 15g，红参 10g，阿胶 10g，鹿角胶 15g，饴糖 15g，蜂蜜 15g。10 剂成膏，8～10g/ 次，日两次冲服。其后患者每年进膏方 2～3 剂，调整至今，治疗以胸痹为主症，根据季节、症状等随症加减变化。现偶有胸闷、气短发作，基本不影响其正常生活，生活质量明显提高，能从事正常家务劳动，家住7楼，每天买菜、遛弯上下楼2～3次，未出现胸闷、胸痛，期间未曾住院治疗。神采奕奕，其相貌较其同龄者年轻近10岁。血压、血糖稳定，辅助检查：窦性心律，ST轻度下移。心率50次/分左右。

按语：张仲景论胸痹，重在阳虚和痰浊，心阳虚衰导致痰浊痹阻是引起心悸、胸痹的重要因素。方用温胆汤合栝楼薤白半夏汤温通心阳，通阳开痹。因心胆关系密切，《素问·六节脏象论》云："凡十一脏皆取决于胆。"《医学入门》载："心与胆相通，心病怔忡，宜温胆汤。"方中半夏、陈皮、茯苓、枳实、甘草燥湿化痰，和胃降逆，使气降则痰降。竹茹清热化痰，除烦止呕，使痰热清则无扰心之患。栝楼薤白半夏汤能使胃气下降，脂浊下泄；通达腑气，扩展宗气；温运心气，畅通心脉。全方共奏温通心阳、化痰开窍、宣通胸中阳气之功。药后心悸、胸闷症状缓解，心率维持在50次/分左右，说明温通胸阳、化痰开痹是治疗缓慢性心律失常的一种有效的方法。待病情缓解后，用补肾填精的膏方治疗，冬天的阳气以精的形式封藏于正北少阴之位，故有"少阴君火"之说，冬季封藏于少阴之位的阳气精华，是心阳能量的来源，心肾相交，源泉不竭，也是一种治本的方法，用此种方法治疗，患者近5年来病情稳定，生活质量明显提高。

5. 胸痹心痛医案

张某，女，74岁。首诊日期：2013年11月。

主诉：胸闷痛反复发作20年，加重3年。

现病史：患者20年前无明显诱因出现胸闷痛阵作，于当地医院诊断为"冠心病，心绞痛"，平素自行口服中西药治疗，症状时轻时重。2010 年 10 月，患者自觉胸闷痛加重，遂于我市中心医院住院治疗，经冠状动脉造影提示：冠状动脉左回旋支、前降支堵塞 75% 以上，建议支架治疗，患者因恐惧而拒绝支架治疗，选择保守治疗，症状减轻后出院。此后 3 年患者胸闷痛频繁发作，程度逐年加重，每年均需入院治疗 3～4 次。就诊时症见：胸闷痛时作，动则尤甚，气短乏力，恶寒纳呆，寐差，易醒，大便溏泄。既往史：高血压病史 40 余年，糖尿病病史 24 年。查体：形体瘦弱，舌质淡暗，舌苔薄白，舌体胖大有齿痕，脉沉涩无力。

辨证：证属太阴少阴合病。

诊断：中医诊断：胸痹心痛。西医诊断：冠心病，心绞痛。

治则：温通胸阳，宣痹止痛。

处方：四逆汤合理中丸。药物组成：制附子 25g（先煎 1 小时），干姜 30g，炙甘草 30g，桂枝 15g，人参 15g，白术 25g。6 剂，水煎服，每日 1 剂。患者自述服药 1 周后诸症减轻。时正值冬季，故以四逆汤合理中汤合栝楼薤白半夏汤合六味地黄汤合五子衍宗丸为基础方，加生黄芪 30g，丹参 15g，葛根 30g，天麻 10g，钩藤 15g，阿胶 10g，鹿角胶 15g，木糖醇 30g，蜂蜜 15g。上药 10 剂成膏，每次 8～10g，日两次冲服。4 个月共服用膏方两剂，患者自述心绞痛发作频率较前明显降低。夏季口服温补心阳的理中散合桂枝甘草汤加黄芪、人参配成的散剂 1 个月，病情基本稳定，心绞痛已很少发作。此后 10 余年间，除偶有不适就诊于我院门诊外，未再住院治疗。

按语：现代临床治疗冠心病，常用中药大都以活血化瘀、扩张血管为多见，缺少扶助心阳增强心脏功能之药物，这对冠心病发作时的胸闷气短、心绞痛等症状，虽能收到一时之效，但药效不能持久，特别是这些芳香理气、活血化瘀的中成药，久服易耗气血，心脏功能更弱。笔者经常打比喻说，血液运行，就像自来水在水管中流，要依赖水压。水管生锈，管腔狭窄，但如果压力充沛，自来水能畅通无阻；如果压力不足，水就上不到高楼，流量渐少，甚至停水。所以，治疗冠心病，不可忽视心阳，舍本求末。笔者常用人参、制附子、桂枝、薤白这些药益气助心阳，以促进心脏功能、增强血流循环动力为本，随证适当加理气活血化瘀、健脾祛痰湿之药。在这一思想指导下，治疗心脏病患者，可以收到佳效。最早启用温心阳法治疗胸痹者当属汉代张仲景，他在《金匮要略·胸痹心痛短气病脉证并治》中云："胸痹心中痞，留气结在胸，胸满，胁下逆抢心，枳实薤白桂枝汤主之；人参汤亦主之。"因胸痹发病机理是阳微阴弦，上焦阳气虚衰，胸阳痹阻，气机郁滞，当急以枳实薤白桂枝汤温通胸阳，通阳开痹，则阳气振奋，阴寒自散。病势较缓时用人参汤温中益气，扶助中阳。胸阳虚衰所造成的心脏病的机理，是在心阳虚衰基础上导致的血瘀、痰浊、水饮等邪气郁伏，更会导致胸阳痹阻，形成恶性循环。夏季配成温补心阳散（人参汤即理中汤合桂枝甘草汤、栝楼薤白半夏汤，加黄芪做成散剂），每次 5～10g，少量服用以温补心阳，取其少火生气。从头伏至三伏，服用 1 个多月。方中理中丸用白术健脾除湿；干姜辛温祛寒；人参、炙甘草补中气之虚，是温补脾胃之阳的主方。桂枝甘草汤是温心阳的主方，栝楼薤白半夏汤温通胸阳，通阳开痹，则阳气振奋，阴寒自散。温补心阳散能使心阳充足，能下温肾阳，化生肾精。冬季配制膏方，以六味地黄丸、左归饮、四逆汤、理中汤为基础，加人参、黄芪，阴中求阳，温补肾精以化生肾气，肾中精气充足，以上养心阴，使心肾相交，源泉不竭。秋冬季节以培补肾精为主，用药不能太热，以免扰动元阳。我们把人体比作一台机器，心脏的功能比作一个发动机，肾精就是油，心肾相交，生命不息。经过 10 余年的临床观察，确实能减少心脏病的发作，减少患者住院次数，减少心衰发作，提高患者生活质量。

6. 心衰医案

王某，男，34 岁。就诊日期：2015 年 5 月。

主诉：胸闷、气短 3 个月。

现病史：患者 2013 年体检时发现膀胱癌，并在某医院行手术治疗，术后化疗 6 次后出现高血压、糖尿病。2015 年 2 月春节期间，患者出现胸闷气短乏力症状，且迅速加重，自觉憋闷，有窒息感，活动严重受限，遂急诊到本钢总医院住院治疗，诊断为"扩张性心肌病"，心脏射血分数为 15%。因反复出现心衰不能纠正，遂转诊至中国医科大学附属第一医院继续住院，治疗 1 个月，血压、血糖控制平稳，然心衰仍未能纠正，胸部憋闷窒息感未见改善，因无特效药治疗而出院，出院时心脏射血分数为 20%。出院后靠口服药物以强心、利尿、降糖、降压药维持，无活动能力。刻诊：胸闷胸痛，气短乏力，恶寒汗出，心悸不宁，寐差，难以平卧，因胸部憋闷而惊醒，大便干燥，反复感冒发热。查体：轮椅推入，形体微胖，周身浮肿，舌质紫暗、胖嫩，舌苔白腻，双手脉沉弱无力。

辨证：病位在少阴，属少阴虚寒证。

诊断：中医诊断：心衰。西医诊断：扩张性心肌病，心功能不全。

治则：温补少阴，益气回阳。

处方：真武汤合栝楼薤白半夏汤合葶苈大枣泻肺汤加味。药物组成：淡附片 15g，茯苓 30g，炒白术 15g，赤芍 15g，生姜 15g，瓜蒌 15g，薤白 10g，姜半夏 10g，葶苈子 15g，大枣 15g，猪苓 15g，生黄芪 30g，人参 15g。10 剂，水煎服，每日 1 剂。两个月后症状减轻，心脏射血分数增加至 35%，冬季服用温补肾精的膏方两剂。处方：栝楼薤白半夏汤合四逆汤合五苓散合六味地黄汤合五子衍宗丸合生脉饮合二仙汤，加葛根 30g，天麻 10g，生黄芪 30g，三七粉 10g，丹参 15g，阿胶 10g，鹿角胶 15g，饴糖 15g，蜂蜜 15g。10 剂熬膏，10g/ 次，日两次，早晚饭后服。约 4 个月共服上述膏方两剂，期间患者病情稳定，自述诸症逐渐好转，经门诊治疗两年后，复检心脏射血分数增加至 50% 左右，心衰基本控制，患者已经能正常上班，可从事轻微体力活动。

按语：该患者膀胱癌术后，化疗 6 次后出现高血压、糖尿病。后出现"扩张性心肌病"，经住院治疗后，心衰不缓解，选择中医治疗。患者首诊时出现一派心肾阳虚、胸阳虚衰的症状，在心肾阳虚衰基础上，导致了血瘀、痰浊、水饮等邪气郁伏，选用真武汤合栝楼薤白半夏汤、葶苈大枣泻肺汤，加益气之黄芪、人参以温补少阴心肾之阳，回阳救逆，待心衰症状缓解后，用膏方长期服用治其本，膏方煎煮时间长，对附子、人参等需要久煎的药物有优势，并且膏方是药材手工水煎煮浓缩而成，它集中了药物中的精华，量少而纯，不含纤维素及杂质，服用起来不损伤胃气，便于消化吸收，药物温和持久，对于平素胃肠功能不佳、体弱多病者尤为适宜，体现了笔者将膏方运用于慢性疑难病治疗的优势。

7. 心悸医案

张某，女，64 岁。首诊日期：2019 年 1 月 11 日。

主诉：心悸 5 年，加重 1 周。

现病史：患者 5 年前出现心悸，后背及双肩疼痛，四肢无力，在本钢总医院住院1周，诊断为"心律失常"，给予美托洛尔口服，症状改善不明显，遂出院到我院门诊寻求中医治疗，口服中药汤剂20余剂，病情缓解。近1周因天气寒冷，家务劳累，心悸复发来诊。现症见：心悸气短，后背痛，乏力，早醒，再次入睡困难，纳可，大便正常。舌淡暗，有瘀斑，脉弦滑。既往史：胃溃疡病史12年。辅助检查：24小时动态心电图示房性期前收缩12090个，短阵房性心动过速217个，有1392个成对房性期前收缩，有616个房性二联律，有61个房性三联律。心电图示异位室上性期前收缩，ST-T改变，心率64次/分。

诊断：中医诊断：心悸（气血不足）。西医诊断：心律失常，冠心病。

治则：益气养血，安神定悸。

处方：炙甘草汤加味，药物组成：炙甘草20g，红参10g，桂枝15g，生姜15g，麦冬15g，五味子10g，生地黄15g，阿胶10g，生黄芪30g，丹参15g。5剂，水煎，日两次温服。

二诊：2019年1月18日。服药后心悸减轻，后背痛，头胀闷，乏力，晨起偶有心悸，寐可，大便干，1～2日一行。舌淡暗，有瘀斑，脉弦滑和缓。处方：①上方继服5剂。②膏方长期调理。处方：炙甘草汤合血府逐瘀汤合生脉饮合六味地黄汤合五子衍宗丸合二仙汤合二至丸，加炙黄芪30g，黄精30g，三七粉8g，丹参15g，炒酸枣仁20g，阿胶10g，鹿角胶10g，饴糖30g，蜂蜜15g。10剂成膏，8～10g/次，每日两次开水冲服。

按语：患者心悸气短，后背痛，乏力，早醒，再次入睡困难，纳可，舌淡暗，有瘀斑，脉弦滑。辨证为心之气血不足，心阳不振，方用炙甘草汤加味。《伤寒论》第177条谓："伤寒脉结代，心动悸，炙甘草汤主之。"以方测证，这里的"心动悸"当属心之阴阳气血俱虚，心失所养，鼓动无力所致。《丹溪心法·惊悸怔忡》谓："人之所主者心，心之所养者血，心血一虚，神气不守，此惊悸之所肇端也。"宋代严用和在《济生方·惊悸》中谓："夫怔忡者，此心血不足也。盖心主于血，血乃心之主，心乃形之君，血富则心君自安矣。"明确指出怔忡因心血不足所致。炙甘草汤（炙甘草、生姜、桂枝、红参、生地黄、阿胶、麦冬）具有益气滋阴、通阳复脉之功效，主治阴血阳气虚弱、心脉失养证，酸枣仁、延胡索为治疗失眠常用的对药，具有养血安神、行气止痛之功，加用丹参活血行气，黄芪补气扶正。就诊两次后心悸气短后背痛明显改善，睡眠好转。病情缓解后，正值冬季给予中药膏方整体调理防止复发。膏方以六味地黄丸、五子衍宗丸、二至丸、二仙丹温补肾精以化生肾气，肾中精气充足，可以上养心阴，使心肾相交，源泉不竭。秋冬季节以培补肾精为主，用药不能太热，以免扰动元阳。经过笔者多年的临床观察，确实能减少心脏病的发作，提高患者生活质量。

8. 饮证医案

刘某，女，70岁，家住沈阳市。首诊日期：2018年5月8日。

主诉：喘促、气短10余年。

现病史：患者哮喘病史10余年，每于春季多发，夜间（0～3点或3～5点）加重，常年使用激素（注射或口服），治疗效果越来越差，发作次数越来越频，每年多次在沈阳市多家医院住院，喘促仍无改善，频繁用激素后出现血糖升高，十二指肠溃疡，体力下降，无奈求治于中医，经病友介绍来本溪治疗。现症见：喘促气短，动辄尤甚，咳逆倚息不得卧，身形佝偻，颜面虚浮，胃脘部胀满，嗳气反酸，食少纳呆，双下肢浮肿。大便溏稀，每日2～3次，舌红苔黄腻，脉弦缓。

既往史：子宫脱垂病史 10 年；咳则遗尿；高血压、糖尿病、十二指肠溃疡史 6 年。家族遗传史：父亲兄弟姐妹 6 人均有哮喘病史。

诊断：中医诊断：饮证（支饮）。西医诊断：支气管哮喘。

治则：调理脾胃，温肺化饮。

处方：半夏泻心汤合栝楼薤白半夏汤，加乌梅 10g，穿山龙 20g，石韦 15g，吴茱萸 6g，紫苏叶 15。10 剂，日两次服。

二诊：2018 年 5 月 22 日。药后胃脘部胀满、嗳气反酸减轻，大便次数减少，1 日 1～2 次，进食增多，乏力好转，仍喘促不能平卧，颜面虚浮，夜尿 3～4 次，舌质淡暗，舌苔薄白，脉弦滑。处方：小青龙汤加穿山龙 20g，石韦 15g。10 剂，日两次服。

三诊：2018 年 6 月 7 日。药后咳喘减轻，夜间能平卧，只是活动后气短，胃脘胀满已愈，进食量增加，大便已经成形，每日 1 次，面色红润，体重增加 3kg，体力增强，能在室外轻微活动，时有腰痛，夜尿 3～4 次，睡眠好转，每夜能睡 4～5 小时。查体：血压 125/90mmHg。舌红，苔少，脉沉涩。处方：①上方继服 10 剂。②膏方调理：五苓散合半夏泻心汤合栝楼薤白半夏汤合六味地黄汤，加乌梅 10g，防风 6g，穿山龙 20g，石韦 15g，麦冬 15g，炙麻黄 6g，枇杷叶 10g，杏仁 10g，款冬花 15g，紫菀 10g，旋覆花 10g，生黄芪 30g，阿胶 10g，鹿角胶 15g，饴糖 15g，蜂蜜 15g。加蛤蚧两对磨粉，上方 10 剂成膏，8～10g/次，日两次服。嘱患者平时服用膏方调理，感冒发热期停服。

按语：中医书籍中关于咳喘的论述见于《黄帝内经》。《素问·咳论》曰："五脏六腑皆令人咳，非独肺也。"《黄帝内经》将咳嗽的病机概括为："皆聚于胃，关于肺，使人多涕唾，而面浮肿气逆也。"笔者依据《黄帝内经》关于咳嗽的论述，临床治疗咳喘多从脾胃论治。首诊时患者表现为胃脘部胀满，嗳气反酸，食少纳呆，大便溏稀，为寒热错杂于中焦，上下不通之痞证，方用半夏泻心汤，调畅中焦气机，承顺肺气下行，自然不能上逆为喘。笔者治疗哮喘重视伏邪为病。《素问·逆调论》说："夫不得卧，卧则喘者，是水气之客也。"哮喘的发病机理为素有痰饮，感寒后诱发，痰饮阻塞气道所致。《金匮要略·痰饮咳嗽病脉证并治》曰："咳逆倚息不得卧，小青龙汤主之。"方用小青龙汤温肺化饮，治疗外寒内饮证，有效控制哮喘的发作次数。哮喘缓解期肺肾同补，加入血肉有情之品蛤蚧大补先天，同时膏方滋补之力较强，食用方便，适合长期服用。患者之后一直服用膏方调理体质，半年未感冒，活动量大时偶尔有气喘，休息后可自行缓解，停用激素，一直未住院，血糖平稳，胃病缓解。2019 年 3 月，患者做了子宫脱垂手术，术后恢复良好，哮喘未发作。

9.痹证医案

杨某，女，53 岁。首诊日期：2017 年 11 月 28 日。

主诉：周身关节疼痛半年。

现病史：半年前因突发周身关节疼痛，不能屈曲，高热，体温 39～40℃，寒战。曾于我院及本钢总医院住院治疗，诊断为"风湿热"。2017 年 7 月中旬于某医院住院治疗，诊断为"自身免疫性甲状腺炎，间质性肺炎"。现症见：周身关节疼痛，肿胀，肢节僵硬，活动不灵，几近不能自理。素畏寒，易盗汗，手足心热，纳寐可，夜尿 4～5 次，大便黏，2 次 / 日。查体：舌质紫暗，有瘀斑，苔黄腻，脉滑数。

诊断：中医诊断：痹证。西医诊断：斯蒂尔病。

治则：活血通络止痹，通阳化气利水。

方药：桂枝茯苓汤合五苓散，加骨碎补 30g，威灵仙 15g，桑寄生

15g，独活 10g，穿山龙 30g。6 剂，水煎，日两次温服。

二诊：2018 年 12 月 7 日。夜尿减少，大便 1～2 次/日，先干后稀，排便略费力。余症较前无改善。查体：舌质淡，苔薄黄，脉弦滑。方药：桂枝茯苓汤加石韦 15g，穿山龙 30g，薏苡仁 30g，桑寄生 15g，独活 10g，肉苁蓉 15g，威灵仙 15g，忍冬藤 30g，仙灵脾 15g，白花蛇舌草 30g。10 剂，水煎，日两次温服。

三诊：2018 年 12 月 22 日。药后首诊诸症均略有减轻。现症见：周身关节疼痛，呈季节性，畏寒，鼻干，手抖，大便可。查体：舌质红，苔黄腻，脉沉缓无力。处方：知柏地黄汤合滋肾通关丸，加百合 15g，骨碎补 30g，生黄芪 30g，炒白术 15g，防风 10g，桑寄生 15g，独活 10g。7 剂，水煎，日两次温服。

四诊：2018 年 1 月 2 日。药后关节疼痛较前减轻，鼻干、身痛减轻，上症均有减轻。现症见：偶有头晕，周身关节疼痛，手足心热，荨麻疹。大便不成形 2～3 次/日，夜尿 4 次，寐可。查体：舌质红绛，边有瘀斑，苔黄腻，脉弦滑。方药：①上方 5 剂，水煎日两次温服。②患者病情趋于平稳，因患者体质偏虚，故给予膏方调理体质。治则：补肾填精，通阳利水，活血通络。膏方药物组成：五苓散合桂枝茯苓汤合六味地黄汤合五子衍宗丸合二仙汤合滋肾通关丸，加人参 10g，生黄芪 30g，黄精 30g，三七粉 8g，穿山龙 30g，桑寄生 15g，肉苁蓉 15g，补骨脂 15g，骨碎补 30g，龟甲胶 15g，鹿角胶 15g，饴糖 15g，蜂蜜 15g。10 剂成膏，8～10g/ 次，日两次服。

五诊：2018 年 3 月 7 日。关节痛明显好转，偶有头痛，畏寒，咽干，手心热，面赤，目前疼痛以手为主。咽痒，眼干涩，大便不成形，1～2 次/日，夜尿 2～3 次/日。查体：舌尖红，苔薄黄，脉弦细。处方：上方膏方加菊花 15g，徐长卿 15g。10 剂成膏，8～10g/ 次，日两次服。

六诊：2018年5月22日。手关节肿胀疼痛明显缓解，行走自如，手关节处皮肤瘙痒，偶有头晕，畏寒，手足热，口鼻干，下肢无力，有小便排不尽感，夜尿2～3次。查体：舌质淡暗，苔薄黄，脉沉涩。

处方：五诊方（膏方）加白花蛇舌草30g，半枝莲15g。10剂成膏，8～10g/次，日两次服。

按语：《素问·痹论》云："病久入深，营卫之行涩。"久痹不已，不仅外感，内生之风寒湿热诸邪客于经络骨节，痹阻气血，亦可因留邪与气血相搏，津液不得随经运行，凝聚成痰，血脉涩滞不通，着而成瘀。经典是给我们一个思路，临床要灵活运用。痹证早期病邪实证多，中晚期虚证多。早期证以祛邪为主，分别采用除湿通络、化痰行瘀、活血通络等法。中晚期虚证以培本为主，补养气血或培补肝肾。虚实夹杂，证候复杂，应根据病邪的偏胜酌情选用相应治法。首诊时患者行走困难，需要有人搀扶才能走进诊室，手足痛不可碰触，颜面虚浮，不能自理。手足肿，关节僵，一派阴象。该患者肾阳虚，相火旺，阴虚血热兼寒瘀。宜夏日调治，效果更佳。其患者早期就诊之时，畏寒就是一种虚候的表现，肢节疼痛就是表证的表现，急则治其标，故而以桂枝茯苓汤及五苓散合方，五苓散化气行水使湿从小便而去。血不利则为水，加桂枝茯苓汤活血利水。湿与瘀得去，而肢节的内在压力逐步减轻，肢节疼痛的程度则逐渐减轻。一般风湿病患者，激素类药物应用很久，出现了伤阴的表现，故选用膏方攻补兼施，补中有攻，攻而不伤。膏方主方以六味地黄丸、五子衍宗丸，加味加祛风湿、强筋骨药，复诊时其体征明显改善，生活质量大幅度提高，活动基本无障碍，且患者面色较之前之虚浮之象明显大有改观，现面色光泽隐隐，红黄隐隐，血色含于皮肉之间。患者症状大减，体重下降5kg左右，说明水气已去。

10. 痹证医案

于某，女，65 岁。首诊日期：2017 年 8 月 24 日。

主诉：四肢关节肿胀疼痛 15 年。

现病史：患者 15 年前出现周身关节肿胀疼痛，四肢关节活动受限，常年用激素及抗风湿免疫药物治疗，效果不佳。行动能力进行性减退，至今生活不能自理。现症见：四肢关节肿胀疼痛，四肢关节变形，活动严重受限，生活不能自理。下肢畏寒怕冷，多汗，纳寐可，二便正常。既往史：糖尿病病史 11 年，目前胰岛素降糖治疗中，血糖控制尚可。高血压病史 10 年，西药控制，血压平稳。2015 年因右膝关节严重变形，行走困难，行右膝关节置换术。查体：轮椅推入病室，颜面虚浮，面色萎黄，表情痛苦，四肢大小关节变形明显。舌质紫暗，苔黄腻，脉弦滑。

诊断：中医诊断：痹证。西医诊断：类风湿关节炎。

治则：活血利水，温阳通痹。

处方：桂枝茯苓汤合桂枝附子汤等加减。药物组成：桂枝 15g，土茯苓 30g，赤芍 15g，牡丹皮 10g，桃仁 10g，桑寄生 15g，独活 10g，仙灵脾 30g，炒白术 15g，穿山龙 30g，忍冬藤 30g，络石藤 30g，制川乌 8g，炙甘草 10g。7 剂，水煎，日两次温服。制川乌煎 1 个小时以上。

二诊：2017 年 9 月 6 日。疼痛较前明显改善，多汗好转，纳呆，寐可，小便可，大便黏，日两次。查体：血压 140/80mmHg。舌质淡暗，苔黄腻略滑，脉滑。处方：上方加骨碎补 30g，生黄芪 30g，党参 15g。7 剂，水煎，日两次温服。

三诊：2017 年 10 月 20 日。上方服用 1 月余，自诉疼痛大减，可以在他人搀扶下走入病室，无多汗发作，手足凉，畏寒，心情愉悦，纳寐可，二便通畅。查体：面色较前转红润，虚浮状消失，手指变形，肿胀减轻，可适当活动。舌质淡暗，苔黄腻，脉弦滑。时已入秋，久病体虚，改培补肾精，益肾壮督兼以祛邪。拟膏方1剂。药物组成：桂枝茯苓汤合五苓散合六味地黄汤合五子衍宗丸合二仙汤合活络效灵丹，加生黄芪30g，人参10g，骨碎补30g，羌活10g，独活15g，制川乌10g，穿山龙30g，鸡血藤30g，秦艽15g，忍冬藤30g，络石藤30g，鹿角胶15g，蜂蜜15g，木糖醇30g。10剂成膏，8～10g/次，日两次服。此剂膏方服用后，患者变形关节恢复部分功能，生活基本可以自理，疼痛明显减轻。

四诊：2019年1月17日。关节疼痛大为改善，略畏寒，纳寐可，小便可，大便2～3次/日，不成形，排便不费力，无排不尽感。查体：舌质淡暗，苔水滑，脉弦细。处方：桂枝茯苓汤合六味地黄汤合五苓散合五子衍宗丸合二仙汤合二至丸合引火汤合独活寄生汤合活络效灵丹，加生黄芪50g，炙麻黄6g，制川乌3g，制草乌3g，骨碎补30g，龟甲胶15g，鹿角胶15g，蜂蜜15g，木糖醇30g。每次10g，日两次服用。

按语：该患者有类风湿关节炎病史15年，长期用激素治疗，效果不佳，导致四肢关节严重变形，生活不能自理。中医辨证属于"尪痹"。属于久病入络，经脉瘀阻，痰瘀阻络，气血运行不畅，病久穷必及肾。初诊时患者关节疼痛，影响生活质量，本着急则治其标的原则，先与活血化瘀、通络止痛、温阳通痹的桂枝茯苓汤合桂枝附子汤加味，配合制川乌散陈寒痼疾，通络止痛。药后疼痛减轻，生活质量改善。病情缓解后，以益肾壮督、化痰通络之膏剂治其本。膏方以桂枝茯苓汤、六味地黄汤、五子衍宗丸、活络效灵丹、独活寄生汤加祛风湿药常服以扶正固本。

11. 积证医案

赵某，男，50岁。首诊日期：2019年1月28日。

主诉：周身红疹、皮肤增厚40年。

现病史：患者周身红疹、皮肤增厚40年，口服复方砷口服液8年，并因此造成肝脏损伤。10天前在某医院检查时提示："食管静脉曲张中度；轻度肝硬化；脾大；血小板减少。"现皮肤多处增厚发硬，手指麻，纳寐可，大便不成形，日1～2次，小便黄，气味较重。舌红，苔黄腻，脉沉弱。既往史：银屑病病史40年。辅助检查：胃镜：食管静脉曲张（中度），胃溃疡（2019年1月18日）。CT示：肝多发小囊肿，肝硬化，脾大，食管静脉曲张，胆囊壁水肿增厚（2019年1月27日）。血常规：血小板 73×10^9/L。空腹血糖5.8mmol/L，肝功能、肾功能、心功能均正常。

诊断：中医诊断：积证。西医诊断：肝硬化。

治则：调和肝脾，解毒散结。

处方：柴胡桂枝干姜汤加五味子10g，瓜蒌15g，茵陈15g，半枝莲15g，穿山龙20g，忍冬藤30g。5剂，水煎，日两次温服。

二诊：2019年2月3日。服药后手指麻胀的症状好转，小便仍黄，大便成形，银屑病患处起小红斑，早醒，清醒1小时后可再次入睡。查体：血压134/95mmHg，心率85次/分，舌红苔黄腻，脉弦细，左关脉略滑。处方：上方加半枝莲30g，升麻15g，鳖甲15g，虎杖15g。7剂，水煎，日两次温服。

三诊：2019年2月18日。手指麻，小便色黄，大便成形，银屑病患处仍有小疹，寐可，早醒，醒后可再次入睡，大便黏好转，每日

1～2次，手心仍热。查体：血压124/84mmHg，心率84次/分，舌淡，苔薄黄，脉弦细。处方：①二诊方巩固治疗，5剂，水煎，日两次温服。②因患者去外地工作，故携带膏方1剂，处方：柴胡桂枝干姜汤合桂枝茯苓汤（土茯苓100g，赤芍30g）合五苓散合升麻鳖甲汤，加虎杖15g、半枝莲15g、忍冬藤30g、金银花15g、五味子10g、瓜蒌15g、茵陈15g、穿山龙20g、乌梅10g、防风6g、生黄芪15g、阿胶10g、龟甲胶15g、饴糖30g、蜂蜜15g。10剂成膏，8g/次，日两次冲服。

按语： 患者银屑病病史40年，口服复方砷口服液8年，并因此造成肝脏损伤。现症见：皮肤多处增厚发硬，手指麻，纳寐可，大便黏不成形，日1～2次，小便黄，气味较重。舌红，苔黄腻，脉沉弱。六经辨证属于少阳太阴合病，给予柴胡桂枝干姜汤（柴胡、桂枝、干姜、黄芩、天花粉、生牡蛎、炙甘草）合茵陈、土茯苓、石韦、穿山龙清热利湿，半枝莲、忍冬藤清热解毒，具有较好的提高免疫力的作用，五味子、乌梅、防风酸酐敛阴，具有较好的保肝作用，半枝莲、忍冬藤、天花粉、生牡蛎等具有较好的软坚散结功效，对改善银屑病患者皮肤肿硬增厚很有帮助。二诊时银屑病有新起红色小疹，舌红苔黄腻，脉弦细，左关脉略滑，合用升麻鳖甲汤治疗"阳毒"，症状稳定后改为中药膏方调理。本案患者病情复杂，病种多样，中药膏方药味众多，治疗范围广，从多靶点对患者进行全方位的治疗，而且膏方特点质黏稠厚，滋补作用较强，每次服用量少，可长期连续服用，副作用较少，对慢性病患者的恢复尤其有帮助。药后患者血小板升至103×10^9/L。停用复方砷口服液，皮肤无新发红疹，银屑病基本控制。

12. 消渴肾病医案

刘某，男，58岁。首诊日期：2019年5月6日。

主诉：腰痛、尿频，尿中多泡沫12年，加重1周。

现病史：患者糖尿病病史20年，糖尿病肾病12年。20年前开始在笔者门诊就诊，用中医中药维持，血糖基本稳定。12年前因工作劳累，加之着急上火，引起重感冒，经静脉注射抗生素后病情缓解后，出现腰痛、尿频，尿中泡沫增多，在我市中心医院化验尿蛋白（++），肌酐152μmol/L，诊断为"糖尿病肾病"。西医治疗上仅应用胰岛素降糖、降压，未应用其他保肾护肾药物。一直在笔者门诊用中药治疗，病情稳定时服膏方，膏方多用六味地黄丸、五子衍宗丸、五苓散、血府逐瘀汤等加味，以补肾填精，化瘀通络。感冒及工作压力大时，肌酐及尿蛋白有所升高，但最高不超过150μmol/L，尿蛋白（++）。急用中药汤剂口服，感冒治愈后肌酐能维持在正常水平。1周前精神刺激后，加之受凉，患者出现鼻塞，眼睑浮肿，腰痛，尿频，尿中多泡沫，测肌酐升至149μmol/L，尿蛋白（++），急来笔者门诊就诊。现症见：鼻塞，身体酸痛无力，汗出恶风，腰痛，尿频，尿中多泡沫，夜尿3次，尿量较多，眼睑浮肿，夜寐欠佳。舌质淡，苔薄黄，脉沉细无力。既往史：高血压病史30余年，冠心病病史20余年，心律失常，曾行相关手术治疗；胆囊结石（外科建议手术治疗）。查体：血压136/92mmHg，心率82次/分。眼睑水肿，心肺未见异常，肾区无叩击痛。辅助检查：肾功能：肌酐149μmol/L；尿常规：尿蛋白（++）。

诊断：中医诊断：消渴肾病，感冒（太少两感）。西医诊断：糖尿病肾病，感冒。

治则：开太阳，温少阴。

处方：桂枝汤合麻黄附子细辛汤合玉屏风散加赤芍 15g。7 剂，水煎，日两次温服。

二诊：2019 年 5 月 21 日。感冒愈，尿中多泡沫好转，眼睑肿消失，腰微有痛感，夜尿 2 次，下肢沉，纳可，夜寐稍差，入睡困难，大便可。舌质淡暗，体胖大，苔薄黄，脉沉缓无力。查体：血压 135/91mmHg，心率 76 次 / 分，眼睑水肿，精神略欠佳，心肺检查未见明显异常，肾区无叩击痛。辅助检查：肾功：尿素氮 10.76mmol/L，尿酸 464μmol/L，肌酐 108μmol/L。空腹血糖 6.8mmol/L。尿常规：尿蛋白（+）。①上方 7 剂以巩固疗效。②病情稳定配制膏方。治则：补肾固本，通阳化气。药物组成：六味地黄汤合五苓散合桂枝茯苓汤合五子衍宗丸合血府逐瘀汤合二仙汤合二至丸，加生黄芪 100g，葛根 50g，人参 15g，黄精 30g，三七粉 10g，麦冬 15g，熟地黄 60g，杜仲 20g，鹿角胶 15g，龟甲胶 15g，木糖醇 30g，蜂蜜 15g。10 剂成膏，8 ～ 10g/ 次，日两次服。

按语： 该患者有家族性高血压、糖尿病、心脏病病史。其弟弟 48 岁时死于急性心肌梗死。本人形体肥胖，为痰湿体质。身为处级干部，工作繁忙而压力大。患糖尿病 20 余年，一直用纯中药治疗，病机为肾阴虚损，痰瘀阻络，用六味地黄丸合桂枝茯苓汤加味，病情加重时配合二甲双胍 0.5g，每日两次口服，血糖维持稳定。12 年前一次重感冒之后，患者出现眼睑浮肿、腰痛、尿频，尿中多泡沫，实验室检查提示肌酐、尿素氮、尿蛋白升高，诊断为"糖尿病肾病"。用中药汤剂六味地黄丸合五苓散加味口服，肌酐、尿素氮降至正常水平，口服膏方，以五苓散合桂枝茯苓汤合六味地黄丸合五子衍宗丸合血府逐瘀汤加味，病情稳定，化验指标维持正常水平。此次于 1 周前因精神刺激，复感外寒，外邪直中少阴，形成太少两感证。初期有发热，口服退热剂，因汗出较多，出现乏力、腰痛、尿频、尿中多泡沫，为少阴虚寒，失于固摄所致，急则治其标，先予桂枝汤合麻黄附子细辛汤合玉屏风散加味开太阳，温少阴，药后感冒痊愈，化验指标恢复正常，改用膏方温补少阴以固本，维持病情稳定。

13. 尿频医案

王某，女，50岁。首诊日期：2016年11月2日。

主诉：夜尿频数1年。

现病史：患者1年前出现夜尿频数，3～5次/晚，每次尿量多，影响睡眠，无尿痛、尿热，无水肿。平素不耐寒热。纳可，寐略欠佳（因夜尿），大便干，每日一行，排便费力。既往史：糖尿病病史16年，目前胰岛素降糖治疗，血糖控制可。高血压病史16年，目前口服硝苯地平缓释片20mg/次，日两次降压治疗，血压控制可。月经史：闭经4个月。辅助检查：尿常规（－）。查体：舌质红，少苔，脉弦细。

诊断：中医诊断：消渴。西医诊断：糖尿病。

治则：补肾缩尿，通阳化气。

处方：五苓散合六味地黄汤，加乌药15g，益智仁15g，桑寄生15g，肉苁蓉15g。7剂，水煎，日两次温服。

二诊：2016年11月16日。药后夜尿2次/晚，大便顺畅，每日一行。余无特殊不适。查体：舌质淡暗，苔薄白，脉弦细。处方：病情缓解后该用治疗。膏方以六味地黄汤合五子衍宗丸补肾以助膀胱气化，五苓散以通阳化气利水。药物组成六味地黄汤合五子衍宗丸二至丸合二仙汤合缩泉丸合五苓散，加生黄芪30g，人参10g，黄精15g，桑螵蛸15g，桑寄生15g，肉苁蓉15g，阿胶10g，鹿角胶15g。10剂成膏，6～8g/次，日两次口服。患者其后每年进服膏方1剂，至今已经 3 年余,尿频未再出现。每年的糖尿病相关并发症筛查均未见异常。

按语:该患者有高血压、糖尿病病史 16 年,肺肾阴虚日久,阴虚火旺,阴损及阳,导致少阴阴阳两虚,固摄失职,膀胱气化不利,则出现小便频数。夜晚阴气盛而阳气更虚,故夜间尿频尤甚。《黄帝内经》云:"肾者,主蛰,封藏之本,精之处也。""膀胱者,州都之官,津液藏焉,气化则能出矣。"治疗以六味地黄丸、五子衍宗丸滋补少阴之精,加缩泉丸、桑螵蛸补肾缩尿;五苓散化气行水,改善膀胱气化功能;桑寄生、肉苁蓉补肾兼以通便。药后诸症缓解,每年冬令少阴肾当令之时,口服膏方补肾,肾精足则行其封藏之职,膀胱气化功能正常,开阖有度,则夜尿频数自愈。

14. 淋证医案

安某,女,61 岁。首诊日期:2018 年 4 月 29 日。

主诉:反复小便淋沥涩痛 4 年余。

现病史:患者近 4 年反复尿路感染,因家住沈阳,一直在辽宁中医药大学附属医院、中国医科大学附属第二医院辗转治疗,诊断为"肾盂肾炎",化验检查及药费支出 10 万余元,相关检查单寸许厚。每次发作均是清热利湿、抗生素等治疗,因长期应用多种抗生素,导致多种抗生素耐药,仅能应用进口抗生素药物,现在应用进口抗生素治疗,仍然不能控制病情,尿频、尿急、尿血仍反复发作,体质差。经人介绍来本溪治疗。现症见:小便频急涩痛,偶有尿失禁,胃胀,食后加重,大便不成形,1 ~ 3 次 / 日,夜寐欠佳,易醒,面色苍白,少气懒言。既往史:子宫肌瘤手术,子宫附件及卵巢囊肿术后 2 次,肠穿孔 1 次,肠粘连手术 1 次。糜烂性胃炎 10 余年。曾患浸润性肺结核。查体:颜面虚浮,晦暗不泽,舌质淡暗,苔黄腻,脉沉涩。

诊断：中医诊断：淋证。西医诊断：慢性肾盂肾炎急性发作。

治则：调理脾胃，清热利湿。

处方：半夏泻心汤加土茯苓 30g，石韦 15g，桑寄生 15g，独活 10g。7 剂，水煎，日两次温服。

二诊：2018 年 5 月 9 日。胸闷好转，无心悸，尿频急较前减轻，排尿时尿道口灼热，尿液浑浊，偶有尿失禁，手心热，足凉，纳寐可，大便每日一行，成形。查体：舌质淡暗，苔薄黄腻，脉沉涩。尿常规：白细胞 60.3/UL。处方：上方 7 剂继续口服。

三诊：2018 年 5 月 26 日。药后前诊症状均有减轻，但是近来劳累后再次出现反复。现症见：尿频急痛，小腹凉，脐周痛，左侧腰痛，手心热，大便稀，寐欠佳。查体：舌质淡暗，苔黄腻，脉沉。处方：五苓散合四逆汤加土茯苓 30g，石韦 15g，黄芪 15g，桑寄生 15g，独活 10g。7 剂，水煎，日两次温服。

四诊：2018 年 6 月 8 日。药后尿频痛减轻，晨起小便浑浊，外阴、小腹凉，足凉，寐欠佳，大便每日一行，略稀。查体：舌质淡暗，舌胖大，少苔，苔黄腻，脉沉涩。处方：三诊方附子增至 15g。7 剂，水煎，日两次温服。

五诊：2018 年 9 月 8 日。晨起尿浑浊，略有尿痛，畏寒，乏力，食后偶有胃胀，不能食凉，寐欠佳，大便正常。查体：舌质淡暗，苔薄黄，脉沉缓。处方：膏方组成：五苓散合六味地黄汤合五子衍宗丸合二仙汤合平胃散，加黄芪 30g，人参 10g，桑寄生 15g，独活 10g，黄精 15g，三七粉 6g，土茯苓 30g，石韦 15g，鹿角胶 15g，饴糖 30g。10 剂成膏，6～8g/ 次，日两次开水冲服。患者经近半年余调整后，汤、膏合用，尿路感染情况基本已经控制，且已经停用抗生素。胃病好转，进食量增加，面色红润，体重增加 5kg，生活质量明显提高。

按语： 该患者平素脾胃气虚，湿邪内蕴，又经过4次腹部手术，元气大伤，邪气留恋。患尿路感染后，因基于炎症，长期大量用各种抗生素，导致免疫力下降；中医用大量清热解毒药，导致脾胃虚寒，阳气大伤，湿热留恋，病久不愈。患者就诊时一派虚象，兼有湿热内蕴。一诊时先调理脾胃，用半夏泻心汤调畅中焦气机，交通上下，打开中焦通路，加土茯苓、石韦清利下焦湿热，独活、桑寄生温补下焦以祛寒湿。药后胃纳增加、尿频、尿急、尿痛症状减轻。二诊用五苓散加味调理膀胱气化功能，四逆汤温补脾肾，回阳气，并逐渐加大附子的用量，以回阳散寒，阳气回，寒湿去，病情缓解。病情稳定后，本着缓则治其本的原则，用膏方调理体质。膏方的治则是温补肾阳，祛寒除湿。方用六味地黄丸合五子衍宗丸、温经汤等加味，药后病情稳定，随访1年未见复发。

15. 泄泻医案

葛某，女，39岁。首诊日期：2018年2月22日。

主诉：胃痛、腹泻8个月。

现病史：2017年6月因患"胃癌"，行胃全切术，化疗8次，其后出现胃脘痛、腹泻。现症见：腹泻，便前腹痛，偶有胃脘痛，纳差，易疲劳，寐尚可，小便可，大便3～4次/日，水样便。既往史：高血压病史4年，目前口服降压药物治疗，血压控制可。月经史：每次经期6～7天，周期25～27天，末次月经1月末。量色可，无痛经不适。查体：形体消瘦，面色暗而不泽，舌质淡暗，苔水滑，脉弦细。

诊断：中医诊断：泄泻。

治则：疏肝理脾，温中止泻。

处方：半夏泻心汤合痛泻要方，加吴茱萸6g，花椒6g。7剂，水煎，日两次温服。

二诊：2018 年 3 月 5 日。药后腹泻次数减少，1～2 次/日，无便前腹痛，但大便略急，无胃脘痛，无反酸不适，纳食量有所增加，寐尚可，小便可。查体：舌质淡暗，苔水滑，脉弦细。处方：理中汤合吴茱萸汤（去生姜），加茯苓 30g，香橼 15g，佛手 15g。7 剂，水煎，日两次温服。

三诊：2018 年 3 月 15 日。胃纳正常，无疼痛，无腹胀，无腹泻，体力较前明显改善，腰酸，畏寒，寐可，小便正常。遂改予膏方调理。膏方药物组成：温经汤合半夏泻心汤合吴茱萸汤合痛泻要方合平胃散合二仙汤，加肉苁蓉 15g，乌梅 10g，防风 10g，枳实 10g，白及 15g，柴胡 10g，川椒 4g，阿胶 10g，鹿角胶 10g，蜂蜜 15g，饴糖 30g。10 剂成膏，6～8g/次，日两次服。药后 2 月随访，胃脘痛未发，大便每日一行，顺畅，略稀，无便时腹痛及腹胀。腰痛消失，纳食佳，睡眠可。体重较前增加 5kg，面色红润，体力如常人。

按语：该患者为中年女性，胃癌术后 1 年余，化疗后胃痛、腹泻 10 个月就诊。辨证属于素体脾胃虚弱，化疗更伤脾胃，加之癌症术后心情抑郁，肝气犯胃，肝胃不和，出现胃痛、腹泻，本着急则治其标的原则，先用中药汤剂治疗，选用半夏泻心汤辛开苦降、攻补兼施，调畅中焦气机，合痛泻要方疏肝理脾，加吴茱萸暖肝止泻，花椒温脾止痛，药后胃痛腹泻减轻，改用理中汤合吴茱萸汤温补肝脾，诸症痊愈。为固本强体，改用膏方调理，膏方由半夏泻心汤、温经汤、吴茱萸汤加补肾药组成，意在温补脾肾，调畅中焦气机以固本，两本强健，邪无所藏。

16. 闭经医案

陆某，女，29岁，未婚。首诊日期：2018年4月16日。

主诉：月经量减少3年，闭经1年。

现病史：患者14岁月经初潮，周期保持在30～60日一行。近5年因自己做生意，压力大，吃饭、睡眠均不规律，每天都12点以后睡觉，2015年初开始，月经逐渐后延，近1年月经未行，末次月经2017年3月25日。2018年4月初口服黄体酮后，月经于2018年4月13日来潮。伴烦躁汗出，失眠多梦，二便正常。

既往史：既往体健。月经史：14岁初潮，经期5～6天，末次月经为4月13日（口服黄体酮月经来潮），量尚可，色可，有痛经，带下可。

查体：身高163cm，体重60kg。舌质淡暗，舌体胖大，苔黄滑腻，脉沉涩。辅助检查：2018年3月15日子宫附件彩超提示：子宫大小正常，子宫内膜：0.5cm。性激素六项：促黄体生成素18.95mIU/mL；促卵泡激素8.2mIU/mL，雌二醇129.90pmol/L，黄体酮1.33nmol/L，睾酮0.849nmol/L，垂体催乳素225.50nIU/L。空腹血糖6.0mmol/L。

诊断：中医诊断：闭经。西医诊断：多囊卵巢综合征？

治则：化痰活血，散结消癥。

处方：桂枝茯苓汤加鬼箭羽15g，荔枝核30g，石见穿15g，独活10g，炮姜15g。7剂，水煎，日两次温服。

二诊：2018年5月2日。月经结束，带下正常。刻下无特殊不适。纳寐二便均正常。查体：舌质淡暗，舌体胖大，苔水滑，脉弦细。①中药汤剂处方组成：温经汤加菟丝子30g，羌活10g，桑寄生15g。5剂，水煎，日两次温服。②膏方药物组成：温经汤合桂枝茯苓汤合六味地黄汤合五子衍宗丸合二仙汤合二至丸，加石见穿 15g，炒王不留行 10g，桑寄生 15g，肉苁蓉 15g，肉桂 6g，附子 6g，阿胶 10g，鹿角胶 15g，饴糖 15g，蜂蜜 15g。10 剂，水煎，8～10g/次，日两次冲服。

三诊：2018 年 9 月 5 日。前方用后，近两个月月经正常来潮，在未口服黄体酮的情况下月经于 7 月 25 日、8 月 28 日来潮，量色可，无痛经。二便可。查体：舌质淡，苔薄黄，脉弦细。给予中药汤剂口服。处方：桂枝茯苓汤加菟丝子 30g，羌活 10g，女贞子 15g，墨旱莲 15g，仙茅 10g，仙灵脾 15g。7 剂，水煎，日两次温服。其后对患者随访，近 1 年月经已规律来潮，嘱患者作息规律，禁食生冷，减少熬夜等不良生活习惯。

按语：该患者因作息时间不规律，加之精神压力大，导致月经紊乱，月经量逐渐减少，直至闭经。首诊时患者已经闭经 1 年，靠口服黄体酮月经来潮。首诊时正值经期，中药汤剂以活血化瘀的桂枝茯苓丸加味，方由桂枝、茯苓、牡丹皮、芍药、桃仁组成，有活血化瘀、缓消癥块之功，是治疗瘀阻胞宫的有效方剂，体现了急则治其标的原则。二诊时经期结束，缓则治其本，用温经汤温经散寒，养血祛瘀。适用于冲任虚寒、瘀血阻滞的多种妇科疾患。同时配制膏方，以温经汤、六味地黄丸、五子衍宗丸、二至丸、二仙汤，具有补肾填精、温经散寒之功，服用两个月，月经正常来潮，嘱患者作息规律，禁食生冷，减少熬夜等不良生活习惯，其后对患者随访 1 年，月经已规律来潮，无需用西药治疗。

17. 闭经医案

杨某，女，37 岁。首诊日期：2018 年 6 月 21 日。

主诉：闭经 4 年。

现病史：患者从事企业管理工作，工作压力大，精神紧张，睡眠不足。2013年开始出现月经紊乱，逐渐出现月经后期、量少、点滴即净，在我院妇科口服中药汤剂治疗1年余无效，2014年出现闭经。2015年初开始用激素人工周期疗法替代治疗10个月后，2016年在某医院做乳腺彩超提示：双侧乳腺增生，左侧乳腺瘤样增生可能性大，血流丰富。阴道彩超示：子宫大小为3.96cm×3.3cm×4.15cm，内膜0.27cm，子宫肌层等回声结节，子宫颈峡部囊性回声。因乳腺瘤样增生及子宫肌瘤，遂停用激素替代。停用激素后再次出现闭经，求治于中医。现症见：自觉阴道干涩，性生活时阴道疼痛，心烦失眠，潮热汗出，心情烦躁，工作能力减退，不想上班，纳少，二便正常。舌质淡暗，苔薄黄，脉弦细。既往史：甲状腺功能减退症5年，优甲乐1片半，日1次口服。辅助检查：2016年某医院阴道彩超示子宫大小为3.96cm×3.3cm×4.15cm，内膜0.27cm。子宫肌层等回声结节，子宫颈峡部囊性回声。乳腺彩超示：双乳腺增生，左侧乳腺瘤样增生可能性大，血流丰富（BI-RADS为4A类）。性激素六项：促黄体生成素58.95mIU/mL，促卵泡激素68.21mIU/mL，雌二醇99.90pmol/L，黄体酮0.33nmol/L，睾酮0.849nmol/L，垂体催乳素125.50nIU/L。空腹血糖6.0mmol/L。

诊断：中医诊断：闭经。西医诊断：卵巢早衰。

治则：补肾填精，温经活血。

处方：温经汤合六味地黄汤合五子衍宗丸合二仙汤合二至丸，加羌活10g，熟地黄30g，蛇床子10g，巴戟天15g，石见穿15g，阿胶15g，鹿角胶15g，饴糖15g，蜂蜜15g。10剂成膏，6～8g/次，日两次服。

二诊：2018年9月13日。药后自觉阴道干涩好转，有阴道分泌物，性生活时无阴道疼痛，睡眠好转，烦躁减轻，精神状态明显好转，虽然月经未行，但患者更年期症状得以明显缓解，能从事正常工作，患者主动要求再服用膏方。查舌质淡暗，苔薄黄，脉沉涩。处方：上方加桃仁 10g，赤芍 15g，紫河车 10g。10 剂成膏，6～8g/ 次，日两次服。服膏方期间停用其他调经药物。

三诊：2019 年 1 月 17 日。月经 2018 年 9 月后月经来潮经 2 次。分别为 10 月末、11 月末。末次月经为 11 月 30 日～12 月 7 日。量色，色可，无血块，无痛经。舌质淡暗，苔薄黄，脉弦细。处方：二诊方加炙麻黄 10g，附子 10g，细辛 6g，肉桂 6g，组成阳和汤。10 剂成膏，6～8g/ 次，日两次服。

四诊：2019 年 4 月 15 日。患者自 2018 年 10 自主来月经后，月经规律，每 30 天一行，月经量、色均正常，无更年期症状。睡眠好，正常上班，又能从事管理工作，膏方治疗后复查，2019 年 4 月 10 日某医院乳腺彩超回示：双乳腺轻度增生，无结节。阴道彩超示：子宫大小为 4.9cm×3.9cm×4.6cm，内膜厚度 0.87cm。性激素六项示：促黄体生成素 14.95mIU/mL，促卵泡激素 16.21mIU/mL，雌二醇 399.90pmol/L，黄体酮 16.63nmol/L，睾酮 0.81nmol/L，垂体催乳素 134.50nIU/L。遂停用膏方观察。

按语： 该患者是用纯中药治疗卵巢早衰成功的病例。患者从事企业管理工作，工作压力大，精神紧张，33 岁时即出现月经紊乱，月经后期，月经量减少，点滴即净，遂致闭经。西医用激素人工替代治疗后，出现左侧乳腺瘤样增生及子宫肌瘤，遂停用激素替代，采用纯中药膏剂治疗。用我院温经膏加补肾的六味地黄丸、五子衍宗丸药物治疗，服用 1 剂膏方即改善了患者的更年期症状，能正常上班；服用第 2 剂膏方后，月经即规律来潮，回到企业从事管理工作，体现了温经膏治疗卵巢早衰的有效性。三诊时膏方中加入阳和汤，阳和汤主治素体阳虚，营血不足，寒凝湿滞之阴疽。此处借用治疗乳腺瘤及子宫肌瘤，方中重用熟地黄滋补阴血，填精益髓；配以血肉有情之鹿角胶，补肾助阳，益精养血；佐以炙麻黄宣通经络，与温药配伍，可以开腠理，散寒结，引阳气有里达表，通行周身。白芥子化痰散结，炮姜温里散寒，甘草调和诸药。纵观全方，补血与温阳并用，化痰与通络相伍，益精气，扶阳气，化寒凝，通经络，温阳补血治其本，化痰通络治其标，用于阴疽，犹如离照当空，阴霾自散，故以"阳和"名之。第3剂膏方服完后，复查乳腺和妇科超声，乳腺瘤及子宫肌瘤均已消失，也可能与停用雌孕激素有关。

18. 闭经、不寐医案

王某，女，35岁，家住黑龙江。首诊日期：2019年1月7日。

主诉：彻夜不眠6年，闭经3年。

现病史：患者6年前因精神受到重大刺激后，出现睡眠障碍，入睡困难，甚则彻夜不眠，寐时亦多梦易惊，情绪急躁，易怒，焦虑，病如狂状，独语不休。曾在当地医院诊断为"狂躁型精神分裂症"。伴有心悸气短，乏力，易疲劳，腰痛，下肢沉重，潮热汗出，口干，胆怯易惊，纳欠佳。5年前因月经量极少，曾于当地医院做子宫附件超声检查，提示子宫内膜变薄，性激素六项检查提示雌孕激素量减少，促卵泡激素及促黄体生成素升高，诊断为"卵巢早衰"，曾用激素周期疗法治疗6个月，月经量无改善，近3年，半年至1年来一次月经，量极少，点滴即净。发病6年来体重减轻15kg，现身高170cm，体重51.5kg。月经史：经期1～2天，周期半年～1年，末次月经为2018年2月，量极少，护垫即可，色暗，少量小血块，痛经严重，小腹部剧烈疼痛伴有腰部疼痛。查体：颜面虚浮，色暗不泽，颜面部大量色斑。形体消瘦。舌质淡，舌尖赤，苔薄黄，脉弦细无力。

诊断：中医诊断：闭经，不寐。西医诊断：卵巢早衰。

治则：清心肝火，重镇安神。

处方：①防己地黄汤（生地黄60g）合栀子豉合引火汤合甘麦大枣汤，加百合15g，知母10g，浮小麦30g，大枣15g，夜交藤30g，合欢皮30g。10剂，水煎，日两次温服。②前方汤药口服结束后，改服膏方，膏方药物组成：六味地黄汤合五子衍宗丸合温经汤合引火汤（熟地黄90g）合潜阳丹合防己地黄汤合二仙汤合二至丸合甘麦大枣汤，加百合15g，夜交藤30g，合欢皮30g，酸枣仁30g，鹿角胶15g，龟甲胶10g，阿胶15g，蜂蜜15g，饴糖30g。10剂成膏，6～8g/次，日两次服。

二诊：2019年4月3日。服药3个月后，患者每晚能睡眠2～3个小时，情绪较前好转，急躁改善，疲劳感减轻，无心悸，纳寐均佳，小便可，大便略干，2～3日一行，略费力。3月28日至3月29日来少许月经，月经量较前略有增加，经期小腹隐痛，少量血块，带下正常。查体：面有光泽，隐含血色，色斑减轻，舌质淡暗，苔薄黄，脉沉涩。

处方：乌梅丸合防己地黄汤合温经汤合栀子豉汤合六味地黄汤合五子衍宗丸合血府逐瘀汤合引火汤合二仙汤合二至丸，加羌活10g，制何首乌15g，知母10g，生黄芪15g，黄精30g，三七粉6g，酸枣仁30g，延胡索15g，夜交藤30g，合欢皮30g，鹿角胶15g，紫河车10g，饴糖30g，蜂蜜15g。10剂成膏，用法如前膏之法。

三诊：2019年6月23日。服用第2个膏方后，夜晚睡眠时间增加至4～5小时，心情好转，潮热汗出减少，5月28日至30日来月经3天，量明显增多，需要用卫生巾，经期腰酸，小腹隐痛，二便正常，因家住黑龙江，继服上个膏方以巩固疗效。嘱患者畅情志，避免精神刺激，生活作息规律。

按语：患者首诊时睡眠障碍，入睡极其困难，甚则彻夜不眠，寐时亦多梦易惊，情绪急躁，易怒，焦虑，病如狂状，独语不休，曾在当地医院诊断为"狂躁型精神分裂症"。伴有心悸气短，乏力，易疲劳，腰痛，下肢沉重，潮热汗出，口干，胆怯易惊，纳欠佳。近 3 年来，月经半年至 1 年来潮一次，量极少，点滴即净。在西医院诊断为"卵巢早衰"，用激素替代治疗无效。中医辨证为重度精神刺激后，肝火上炎，灼伤肝阴，阴虚火旺，肝肾阴液枯竭，故月经逐渐减少，直到闭经。肝火不去，阴液难生，故西医用雌孕激素替代无效。中医治疗防己地黄汤合栀子豉汤合甘麦大枣汤引火汤加味。防己地黄汤由防己、桂枝、防风、甘草、生地黄组成，出自《金匮要略·中风历节病脉证并治》。原文为："防己地黄汤，治病如狂状，妄行独语不休，无寒热，其脉浮。""病如狂状"，则此病非狂证；"妄行独语不休"，皆是精神症状，虚性兴奋故；"无寒热"，提示无外感；"脉浮"，浮则为风，浮则为虚，既无外感风邪，可推知"脉浮"为"内风"所致。方中重用生地黄 60g，以补三阴枯竭之液，所谓"壮水之主，以制阳光"；桂枝甘草助心力、通血脉，与熟地黄相伍，又用酒，是"复脉汤"之意；防风禀生发之气向上，阴液得以外达；防己有肃降之性，浮热得以下潜。上下交通，表里脉复，则其病已。引火汤出自陈士铎《辨证录》，药物组成：熟地黄三两，巴戟天一两，麦冬一两，茯苓五钱，北五味二钱。原方是治疗咽喉肿痛的阴蛾病证。傅山加天冬、肉桂，成为傅山引火汤，治疗龙雷之火上逆诸症。此火为水亏，火无可藏，上冲咽喉。治疗宜大补肾水，稍加补火，以引火归脏。栀子豉汤出自《伤寒论》，治疗"发汗吐下后，虚烦不得眠；若剧者，必反复颠倒，心中懊恢，栀子豉汤主之"。由于该患者月经紊乱，闭经后出现潮热汗出，心烦失眠，配合《金匮要略》的甘麦大枣汤、百合地黄汤，诸药合用，大补三阴之枯竭，并用引火汤、潜阳丹引火下行，治疗龙雷之火上逆诸症。药后烦躁减轻，睡眠好转，月经来潮。症状缓解后，改用膏方六味地黄丸合五子衍宗丸补肝肾之阴，合二至丸、二仙汤大补肝肾之精。肝肾经血充足，胞宫得养，月经自能来潮。温经汤温经散寒，养血祛瘀，薛伯寿称温经汤组方原则为温通、温养、肝脾同调，寒热并用，是治疗冲任虚寒为本、血瘀为标的众多妇科疾病的良方。辨证要点为冲任虚寒，瘀血久滞。临床广泛用于寒热错杂之崩中漏下，月经或前或后，痛经、闭经，或不孕症等。其应用温经汤重点在于寒（下元虚寒）、虚（气血不足）、瘀（瘀血阻滞），患者服用两剂膏方后，烦躁减轻，睡眠好转，月经来潮，面色红润，体重增加。

贰　发热类疾病医案

发热是以体温升高为主的一类疾病，是很多疾病的一个症状，分外感发热和内伤发热。发热也被当作疾病记载于《素问》《灵枢》等经典中，称之为"热病"。东汉张仲景虽然继承了《素问·热论》以六经分类热病的学术主张，但在疾病的命名上却吸收了《难经》"伤寒有五"的广义伤寒学说，将热病隶属于伤寒，不再称其为热病。《素问·热论》曰："今夫热病者，皆伤寒之类也。"张仲景继承了《素问》《灵枢》《难经》辨治外感热病的学术精华，著成《伤寒杂病论》，标志着外感热病学说证治体系的成熟。

《伤寒杂病论》是治疗外感热病的专著，其中的方剂有理有法，组方严谨，用药精当，化裁巧妙，疗效显著，故后世一直效法其中的药物配伍规律，尊崇张仲景的方剂为"经方"，它保存了汉代以前大量的医方和用药经验，经过了后世数千年无数医家的临床验证，是可靠的临床用药证据，反映了药物与疾病之间的必然联系，有很强的科学性，成无己说"仲景之方，最为众方之祖"。黄煌老师经常说，经方是非常严谨的，有时药味增减一味，或药量稍有变化，则方的主治和名称就会变化……六经辨证适合所有外感病的治疗。临证时先辨六经，后辨方证。抓主症，方证对应而获效。

能否有效治疗发热，是中医临床医师必备的基本功。检验优秀中医的一个重要标准，就是能否用纯中药治疗发热性疾病，达到覆杯而愈的效果。因为杂病和慢性疾病，每个中医开药或多或少会有效果，而发热性疾病的辨治需要非常精准，如果不能精准地把握病势，就不会达到一剂知、二剂已的效果。倪海厦曾经说过，如果能用中药治好感冒，那么治好癌症也是顺理成章的事情，所谓的"中医无绝症"。笔者擅长用六经辨证治疗外感热病，临床常用小柴胡汤、柴胡桂枝汤、麻杏石甘汤、承气类方、大青龙汤、小青龙汤治疗外感热病。用经方治疗外感热病时应遵循以下原则。

1. 治外感如将，辨证要准，用药量要大，挫其锐势。为下一步治疗争取时间。

2. 所有外感病都要按桂枝汤服法："服已，须臾啜热稀粥一升余，以助药力。温覆令一时许，遍身漐漐微似有汗者益佳，不可令如水流漓，病必不除。若一服汗出病差，停后服，不必尽剂。若不汗，后服小促其间。半日许，令三服尽。若病重者，一日一夜服，周时观之。服一剂尽，病证犹在者，更作服。若汗不出，乃服至二三剂。禁生冷、黏滑、肉面、五辛、酒酪、臭恶等物。"

3. 治法方面，外感病最怕表气郁闭，一般都用透邪法。透邪法不同于发汗法，透邪法是使邪气从里向外透出的一种方法。透邪药：①卫分用淡豆豉、薄荷。②气分用薄荷、浮萍、麻黄。③营分用连翘、竹叶。④血分用白茅根、芦根（鲜品最好）。卫气营血各个阶段都可以用青蒿。

（一）外感发热医案（太阳少阳合病）

李某，男，48岁。2009年8月本溪市中心医院会诊病例。

主诉：发热半个月。

现病史：患者素体健康。于半个月前无诱因出现发热，恶寒，体温38.5℃，自以为感冒，服消炎药、退热药无效，体温升至39℃，在社区卫生院输液1天而体温不降，到本溪市中心医院就诊，化验白细胞总数正常，胸部正侧位片提示有片状模糊影，疑似病毒性肺炎收入本溪市中心医院呼吸科病房住院治疗。入院后用抗病毒药和糖皮质激素治疗1周，仍高热不退，请中国医科大学专家会诊，诊断疑似甲型流感，因为用了大量激素及抗生素、抗病毒药，病毒培养甲流病毒阴性，经治疗5天后仍高热不退，因患者已经高热半个月，出现了心肌和肝功能损伤，心肌酶谱和转氨酶中度升高，咳嗽喘促，恶心不欲饮食，发热半个月，体重减轻5kg。请中医会诊。刻诊：患者寒战高热，体温上午38℃，下午39℃，夜间最高40℃，发热时轻微恶寒，周身关节疼痛，一天数次用退热药后汗出较多，胸痛彻背，咳嗽，少量白痰，喘促，动则尤甚，神倦喜卧，面色萎黄，不欲饮食，大便略稀，每日1次，舌质淡，舌苔薄黄，脉左手弦细弱，右手脉滑数。

中医诊断：外感发热（太阳少阳合病）。

处方：柴胡25g，黄芩15g，半夏10g，红参15g，炙甘草10g，生姜15g，大枣10g，桂枝15g，白芍15g，全瓜蒌15g，薤白10g。水煎取汁200mL，分两次服。患者下午3点喝第1次药，药后嘱患者进食1碗小米粥，以助药力。20分钟后寒战10分钟微汗，体温37.5℃，未用退热药；6点喝第2次药，药后又喝1碗小米粥，药后无寒战，20分钟后微汗，肢体疼痛减轻，安然入睡，夜间未发热。第 2 天 6 小时服药 1 次，全天无发热。3 天后患者出院，到中医院门诊调理善后。

按语：《伤寒论》云："伤寒脉弦细，头痛发热者，属少阳。"选少阳病主方小柴胡汤，《伤寒论》云："伤寒六七日，发热微恶寒，支节烦疼，微呕，心下支结，外证未去者，柴胡桂枝汤主之。""胸痹不得卧，胸痛彻背者，栝楼薤白半夏汤主之。"诊断为太阳少阳合病，用柴胡桂枝汤合栝楼薤白半夏汤。

（二）外感发热医案（太阳病大青龙汤证）

邢某，女，54 岁。首诊日期：2017 年 9 月 30 日。

主诉：发热 1 周。

现病史：因其子结婚，操劳过度，1 周前感冒发热咽痛咳嗽，在家自行服药，治疗 3 天无效，在我院门诊输液抗生素 4 天仍高热不退来诊。刻诊：发热恶寒无汗，体温 38.9℃，咽痛，咳嗽，少量黄痰，口苦纳少，大便略干，舌质红，苔黄腻，脉滑数。

中医诊断：外感发热（太阳病大青龙汤证）。

处方：大青龙汤。药物组成：生麻黄 15g，桂枝 15g，炙甘草 10g，杏仁 10g，生姜 15g，大枣 15g，生石膏 30g。两剂，每剂泡 1 小时，煎 1 次，煎 30 分钟，喝两次，得汗止后服。患者自述，午后 3 点喝药 150mL 后服热粥 1 碗，10 分钟后微汗，体温开始下降，电话告知后，嘱其 3 小时再饮后半剂，药后 10 分钟大汗出，热退，进食热粥 1 碗，第 2 天正常参加婚礼。

按语：《伤寒论》云："太阳中风，脉浮紧，发热恶寒，身疼痛，不汗出而烦躁者，大青龙汤主之。若脉微弱，汗出恶风者，不可服之。

服之则厥逆，筋惕肉瞤，此为逆也。"以此条为据，才能在短时间内达到覆杯即愈的效果。

（三）发热医案（太阳少阳太阴合病）

赵某，男，57岁。首诊日期：2018年2月22日。

主诉：发热10余天。

现病史：春节期间由于劳累复感外寒至今10余日，在当地卫生所应用抗生素10天，未愈来诊。现症见：发热畏寒，体温38.5℃，寒战后汗出，周身不适，乏力，流清涕，鼻塞，纳食欠佳，寐可，小便略黄，大便稀，黏滞不爽，日1～2次。舌质红，舌苔黄厚腻。

中医诊断：外感发热（太阳少阳太阴合病）。

药物组成：小柴胡汤合半夏泻心汤，加石韦15g，穿山龙20g。两剂，水煎，日3次服。患者服药1天后即无寒战、发热，体温恢复正常，汗出、鼻鸣、鼻塞明显好转，偶有夜间喉间痰鸣音，舌体两侧微痛，无破溃，纳寐可，小便略少而黄，大便稀，每日一行。舌红，苔黄腻，舌体较前明显变小，脉弦滑。症状改善，效不更方，上方3剂，每日两次口服。

按语：患者平素就是太阴虚寒体质，经常大便稀，易腹泻。外感初期本应用三仁汤宣肺利湿，反而用苦寒的抗生素，更伤脾胃，正气不足病邪传入少阳、太阴。

（四）发热医案（太阳太阴合病）

李某，女，55岁。就诊日期：2018年2月22日。

主诉：发热10余天。

现病史：10余日前感冒发热，咳嗽，胸痛，胸闷，喘促。在当地卫生所静脉滴注抗生素10余日，症状未减来诊。现症见：发热（体温38℃左右）畏风，汗多，不渴，心烦，周身乏力，倦怠，腹胀，嗳气则舒，咳嗽，白痰量多，易咳，纳尚可，小便黄略灼热，大便成形，每日一行，舌质红苔少，脉浮缓。既往史：2007年患间质性肺炎，2009出现肺纤维化。2014年心肌梗死支架术后。

中医诊断：外感发热（太阳太阴合病）。

药物组成：桂枝汤加茯苓30g，炒白术15g。3剂，水煎服，日3次服，药后食热粥保暖覆汗。服药1剂发热止，无恶风，汗减，咳嗽、咳痰症状减轻，无咽痛。3剂后病愈。病愈1周后进食水果出现腹泻而复诊，纳寐可，小便可。舌体胖大，有裂纹少苔，舌边水滑，脉沉缓无力。改用苓桂术甘汤（茯苓30g）合理中汤。5剂，水煎，日两次温服。

按语：患者患间质性肺炎合并肺纤维化10余年，经常咳嗽吐白痰，量多，胸闷，气短。属于饮家，病位在太阴。外感后，用苦寒的抗生素治疗10天，苦寒药伤脾胃，导致太阴虚寒，痰湿壅盛，久治不愈。《伤寒论》云："太阴病，脉浮者，可发汗，宜桂枝汤。""太阴病，外证未解，不可下也，宜服桂枝汤。"外感而误治，桂枝证尤在者，宜桂枝汤。属于太阳太阴合病。处方桂枝汤原方加茯苓、炒白术组成苓桂术甘汤，符合"病痰饮者，当以温药和之"治则。

（五）外感发热医案（少阳阳明合病）

李某，男，5岁。首诊日期：2018年1月10日。

主诉：感冒7天，低热2日，高热3日。

现病史：患儿7天前感冒，5天前低热2天，于我院儿科静脉点滴抗生素治疗7日，且应用儿科常用退热药物无效，病情无好转，3日前体温逐日升高，经治疗无效。血常规提示白细胞过低，予患儿对症治疗的同时，继续静脉点滴抗生素治疗。现症见：精神萎靡不振，懒言少气，恶寒发热（高热，体温39.0℃以上），鼻塞，咳嗽，有痰，咳不出，咳嗽声重，胸痛，不渴，纳差，大便两日未行。舌红绛，苔黄腻，舌面红色毛刺（杨梅舌）。体重20kg。

中医诊断：外感发热（少阳阳明合病）。

处方：小柴胡汤合麻杏石甘汤加味。药物组成：柴胡15g，黄芩10g，葛根15g，黄连15g，生石膏30g，知母10g，太子参10g，青蒿15g，炙麻黄10g，杏仁10g，生甘草10g，瓜蒌15g，大枣15g，生姜15g。上方3剂，日3次服，喝2天。且告知其停用抗生素，仅以中药治疗。上方服1次后，2018年1月11日家属诉患者已热势下降，体温最高38.4～38.6℃；服2次后体温即降至正常。上方1剂后热退，胸已不痛。且精神状态较日前好转明显。嘱其守方续服，清淡饮食，避风寒。

二诊：2018年1月12日。患者精神状态较之首诊如换一人，无精神萎靡状，气息基本平稳，已经能进食。现症见：咳嗽，无发热，痰少难咳，鼻塞，流清涕，纳仍欠佳，得解大便，大便酸腐，质黏。舌绛紫，苔黄腻，舌面毛刺减少。处方：半夏泻心汤加味，药物组成：半夏6g，黄连4g，黄芩6g，太子参10g，干姜8g，炙甘草3g，白芷6g，穿山龙10g，石韦8g，瓜蒌10g，柴胡10g。上方3剂自煎，日3次服。

三诊：2018年1月16日。现症见：微汗，无恶寒，咳嗽、少痰（但较前咳痰肺、咳嗽声重情况明显好转），纳少（但较前诊已知饥索食），寐安，大便每日一行。舌质淡暗，苔薄黄，无毛刺。处方：半夏泻心汤加味，药物组成：半夏6g，黄连3g，黄芩8g，太子参8g，干姜3g，炙甘草4g，柴胡8g，瓜蒌10g，生大黄3g，枳实8g。上方4剂，日两次服调理。

按语： 本案患者为我院职工之子，既往常因反复外感而奔波于儿科诊室，每逢外感，多用抗生素治疗。此次感冒发热已经7天，用了多种中西医退热药及抗生素治疗，均无效，血常规提示白细胞过低，对症治疗后仍高热不退。辨证属于少阳阳明合病。

（六）外感发热医案（三阳合病）

李某，男，11岁。首诊日期：2018年1月10日。

主诉：发热1周，伴有周身红疹2天。

现病史：患者1周前外感后发热，体温可达39.0℃，每发高热，即给予西药退热治疗，常药后大汗淋漓，出汗后体温可降至正常。咳嗽，无痰，咳不重，未给予其他治疗。2天前周身起红疹，瘙痒，伴恶心、呕吐，呕吐物为胃内容物，无呕血、黑便。尿量减少，色黄。现症见：畏寒，发热，头痛，头晕，咳嗽，流黄涕，多汗，周身红疹，瘙痒，无恶心、呕吐，左耳听力下降。既往史：2017年曾患荨麻疹，每遇感冒诱发皮疹。查体：舌红，苔薄黄，脉沉缓无力。

中医诊断：太阳少阳阳明合病。

治则：解肌发表，兼清郁热。

处方：桂枝汤合柴葛解肌汤。药物组成：柴胡15g，黄芩15g，葛根15g，酒白芍15g，桂枝10g，桔梗8g，炙甘草6g，羌活10g，白芷10g，生石膏30g，荆芥穗10g，生姜10g，大枣10g。3剂，水煎，日

3 次温服。

二诊：2018 年 1 月 12 日。上方第 2 剂服完，热退疹消，汗出减少，咳嗽减轻，无恶心，头痛基本消失，听力改善。舌略红，苔薄微黄，脉沉缓。处方：效不更方，续服 3 剂巩固。

按语：柴葛解肌汤摘自《伤寒六书》，其组成有：柴胡、干葛、甘草、黄芩、芍药、羌活、白芷、桔梗、石膏，本方能解肌清热。原方主治风寒感冒，郁而化热，恶寒发热，头痛肢酸，目痛鼻干，眼眶疼痛，心烦不眠等。方中柴胡、葛根解肌发表为君；石膏、黄芩清内郁之热，羌活、白芷散外感风寒为臣；桔梗宣肺利咽，芍药和营泄热为佐；生姜、大枣和营卫，健脾胃为使。诸药相配，共奏辛凉解肌、兼清郁热之效。加荆芥穗发汗退热解肌。配生姜、大枣顾护胃气，保护中焦，同时调和诸药。桂枝汤出自《伤寒论》，由桂枝、白芍、生姜、甘草、大枣组成，具有辛温解表、解肌发表、调和营卫之功效。原方主治头痛发热，汗出恶风，鼻鸣干呕，苔白不渴，脉浮缓或浮弱者。临床常用于治疗虚人感冒，笔者称之为"儿童的强壮剂"，具有扶正、提高机体抵抗力的作用。该患儿平素体弱多汗，属于虚人外感，且又服用西药退热导致大汗淋漓，故用桂枝汤调和营卫止汗，未治疹而疹自退。

（七）外感发热医案（少阳阳明合病）

吕某，男，4 岁，我院职工之子，常年体弱多病。首诊日期：2018 年 3 月 1 日。

主诉：发热 4 天。咳嗽、微喘 2 天。

现病史：患者 4 天前开始出现发热，体温最高 39.0℃，其家人自行给予口服抗生素治疗，效果不明显。两天前出现咳嗽，咳吐白痰，痰量不多，并伴微喘。患儿两岁时患哮喘，每因感冒而诱发。现症见：发热微恶寒，体温 38～39℃，汗出而喘，胸部可闻及痰鸣音，咳吐少量白痰，面红，精神萎靡，哭闹不安，呕而不食，夜寐不安，大便 2 日一行，费力。舌红，苔薄略微黄腻。

中医诊断：外感发热（少阳阳明合病）。

处方：麻杏石甘汤小柴胡汤加知母。药物组成：柴胡 15g，黄芩 10g，半夏 6g，太子参 10g，生姜 6g，生麻黄 6g，生石膏 20g，杏仁 10g，炙甘草 6g，知母 10g。上方 1 剂，自煎，分 3 次服。嘱家属停用抗生素。

二诊：2018 年 3 月 2 日。上方 1 剂后热退，汗止喘平，不哭闹，能下地玩耍，主动要求进食。现症见：无喘，胸部无痰鸣音，但咳嗽有痰，痰多在咽部，手足心热，纳可，大便未行。舌红，苔薄黄。辨证同前，病情减轻但未愈，上方减量继服。药物组成：柴胡 8g，黄芩 10g，半夏 6g，太子参 10g，生姜 6g，生麻黄 4g，生石膏 15g，杏仁 10g，炙甘草 6g，知母 8g，瓜蒌 8g。上方 3 剂，日 3 次口服。

三诊：2018 年 3 月 5 日。偶有咳嗽，少痰，呃逆，手足心热减，纳可，大便每日一行，舌质红润，舌根黄苔，舌尖少苔。因患儿既往有哮喘病史，每因感冒而诱发，故配膏方 1 剂以扶正固本。膏方药物组成：半夏泻心汤合平胃散，加石韦 15g，穿山龙 15g，焦山楂 15g，炒神曲 15g，炒麦芽 15g，香橼 15g，佛手 15g，钩藤 15g，生薏苡仁 15g，山药 30g，乌梅 6g，防风 8g，木瓜 15g，苍术 8g，厚朴 10g，陈皮 15g，饴糖 30g，蜂蜜 15g。上方 10 剂成膏，5g/次，日两次服。

按语：首诊见患儿发热微恶寒，给予抗生素治疗发热未减，继而出现咳嗽、汗出而喘，提示太阳病不解入里化热，邪入阳明；又有精神萎靡，呕而不食，证在少阳。故选麻黄杏仁石膏甘草汤清宣肺热，合白虎汤清阳明热盛，以止咳平喘；与少阳合病则入小柴胡汤和解少阳，因此能 1 剂热退喘平，知饥索食。二诊恐余邪未尽病有反复，守前方之意消息之。三诊则治病求本，知其体弱易感，予以膏方健运后天之脾胃以调其易感之体。

（八）内伤发热医案（少阴热化证）

贾某，女，44 岁。首诊日期：2018 年 3 月 12 日。

主诉：发热 10 余天。

现病史：2016 年患者直肠癌（早期）术后，未化疗；2017 年 9 月肝转移，行肝局部切除术，至今化疗 6 次。化疗期间出现血小板下降，白细胞下降，贫血。3 个月前开始用艾灸（气海、关元、中脘等穴位）治疗至今。目前为第 6 次化疗第 15 日。第 6 次化疗期间，患者出现发热 10 余天，体温为 37～38℃，每于晚上 7～8 时开始至次日凌晨 2～3 时发热，体温波动在 37～38℃，发热时有气血上冲头目之感，颜面颈部潮红，无汗，手心热，足部畏寒。伴干渴、喜凉饮，周身乏力，易疲劳，偶有胸闷，稍动则气短，纳呆，寐时易醒，醒后再难入睡，小便可，大便不畅，成球状，每日一行。舌质淡暗，舌中少苔，舌边薄白苔，脉细数。

中医诊断：内伤发热（少阴热化证）。

治则：滋阴清热，引火下行。

处方：引火汤加味。药物组成：熟地黄 60g，巴戟天 15g，麦冬 15g，茯苓 10g，北五味子 10g，天冬 10g，肉桂 6g，党参 5g，生黄芪 15g。上方 5 剂，水煎，日两次服。

二诊：2018 年 3 月 19 日。上方服用 1 日后发热逐渐减退，5 剂诸症痊愈。下肢浮肿，足凉，寐欠佳，纳尚可，大便干好转。舌质红，水滑苔，少许齿痕，脉沉缓无力，左脉弦细。辨证：少阴虚寒，气化不利。药物组成：肾气丸合五苓散，加党参 15g，黄芪 15g。5 剂，水煎，日两次服。

按语：患者平素阴虚体质，加之化疗药物损伤阴血，又过量艾灸伤阴，导致阴虚阳亢，入夜阴更盛，阳气无法入阴，虚阳上浮于头面而发热，故发热时有气血上冲头目之感，颜面颈部潮红，无汗，手心热，足部畏寒。方用引火汤以滋补少阴，引热下行；加党参、生黄芪以益气。虚热退后出现少阴虚寒、膀胱气化不利证，用金匮肾气丸合五苓散温补少阴，化气利水，诸症痊愈。

叁 心系类疾病医案

心系疾病主要指胸痹、心痛和心悸。

胸痹是指以胸部闷痛，甚则胸痛彻背，喘息不得卧为主要表现的一种疾病，轻者感觉胸闷，呼吸欠畅，重者则有胸痛，严重者心痛彻背，背痛彻心。常伴有心悸、气短、呼吸不畅，甚至喘促、惊恐不安、面色苍白、冷汗自出等。多由劳累、饱餐、寒冷及情绪激动而诱发，亦可无明显诱因或安静时发病。"心痛"，病名最早见于马王堆古汉墓出土的《五十二病方》。"胸痹"病名最早见于《黄帝内经》，该书对本病的病因、一般症状及真心痛的表现均有记载。《素问·脏气法时论》云："心病者，胸中痛，胁支满，胁下痛，膺背肩胛间痛，两臂内痛。"《灵枢·厥病》云："真心痛，手足青至节，心痛甚，旦发夕死，夕发旦死。"《金匮要略·胸痹心痛短气病脉证并治》认为心痛是胸痹的重症，"胸痹缓急"，即心痛时发时缓为其特点，其病机以阳微阴弦为主，以辛温通阳或温补阳气为治疗大法。本病相当于西医学的冠心病、心绞痛、心肌梗死、心肌病、病毒性心肌炎、心包炎等。"悸者，心动也"，是指患者自觉心中悸动，惊惕不安，甚则不能自主的一种临床症状表现，一般多呈发作性，每因情志波动或劳累过度而诱发，且常伴有胸闷、气短、眩晕、失眠、健忘、耳鸣等症状。症状较轻者为惊悸，较重者为怔忡，可呈持续性发作。笔者临床治疗心系疾病学术思想如下。

1. 心脏病的病机是"阳微阴弦"

笔者治疗心系病主要依据《金匮要略·胸痹心痛短气病脉证并治》所论述的理论指导临床治疗，心脏病的病机是"阳微阴弦"。

《金匮要略·胸痹心痛短气病脉证并治》云："夫脉当取太过不及，阳微阴弦，即胸痹而痛，所以然者，责其极虚也。今阳虚知在上焦，所以胸痹、心痛者，以其阴弦故也。"笔者崇尚仲景以"阳微阴弦"为依据，构建心系证治总体框架，临床应用栝楼薤白白酒汤治以"喘息咳唾，胸背痛，短气"；栝楼薤白半夏汤治以"不得卧，心痛彻背"；茯苓杏仁甘草汤证及橘枳姜汤治以"胸中气塞，短气"；枳实薤白桂枝汤与人参汤治以"心中痞，留气结在胸，胸满，胁下逆抢心"；薏苡附子散治疗"胸痹缓急"。药选薤白、半夏、白酒、附子、桂枝等，皆为辛温之品，辛可开胸除痹，温可通阳行气，立宣阳通痹之标杆。

2. 从脾胃论治心脏病

"脾胃一病，百病乃生"，冠心病患者的身倦乏力、气短等症，与脾胃之气不足有直接关系；同时，若中焦痞塞，气滞血瘀，痰阻水停，脾胃升降失调，则上下气机运行不畅，且脾气虚则痰饮生，聚而生瘀，痰瘀日久必然阻滞心脉，不通则痛。笔者临床治疗心系疾病，对调理脾胃颇为重视，认为脾胃功能的强弱，对冠心病的发展及愈后起着重要作用，心下痞结开，脾胃升降自然，中焦斡旋有力，则胸痹、心悸等得除，临床善用半夏泻心汤辛开苦降，调畅中焦气机。

3. 双心同治

笔者临床治疗心系疾病推广双心同治理论，所谓双心同治，即治疗心血管疾病的同时重视患者心理精神问题，两者一并治之。随着生物-心理-社会医学模式的确立，双心医学的发展逐渐被广大临床医生所熟知，心理与心血管疾病的关系也渐被认可。在治疗心血管疾病时，应关注患者精神心理问题对疾病的影响，必要时加以干预。现代双心医学是心身医学的一个重要分支，其双心同治思想与中医学形神共治的思想有相通之处。中医学认为，心有"主血脉"、推动血液运行的功能。同时，心又具有"藏神"的功能。《灵枢》记载："心伤则神去，神去则死矣。""心藏脉，脉舍神。""血者，神气也。""血脉和利，精神乃居。"由此可见，理论上血脉之心和神明之心可相互影响。临床上可以见到心脏病患者有胸部闷痛，甚则胸痛彻背，喘息不得卧，心悸气短等血脉瘀阻之证，又有失眠多梦、易恐善惊、心烦易怒等心神不藏之证。治疗时既要温通心阳、化痰通络，还要与养心安神、镇静安神药同用，同时最好配合心理治疗，才能达到双心同调，临床喜用黄连温胆汤。

（一）胸痹心痛医案 1

王某，男，61岁。首诊日期：2017年12月27日。

主诉：胸背痛反复发作1周。

现病史：患者自诉1周来反复胸背疼痛，夜间明显（22时左右），以闷痛为主，胃脘部不适，腰膝酸痛。半月前因消化道出血，于本钢总医院治疗，现无黑便，纳少（胃镜未见明显异常），寐欠佳（多梦，易醒），大便急迫稀薄，2～3次/日，小便可。查体：舌红绛，舌前部无苔，根黄腻，舌尖赤，脉弦滑。辅助检查：心脏彩超示主动脉退行性病变并微量反流，肺动脉、二尖瓣、三尖瓣轻度反流，少量心包积液，左室舒张功能减低。心电图正常。既往史：哮喘病史10年余，肾结石痛风8年，肾囊肿。

诊断：中医诊断：胸痹心痛。西医诊断：冠心病（不稳定型心绞痛），慢性心功能不全（心功能Ⅳ级），心包积液，哮喘。

治则：辛开苦降，调理中焦，通阳宣痹，固肺平喘。

处方：半夏泻心汤合栝楼薤白半夏汤，加赤芍15g，生薏苡仁30g，穿山龙20g，石韦15g，浙贝母15g，乌梅10g，防风10g。9剂，水煎，日两次温服。

二诊：2018年1月5日。患者药后胸痛减轻，大便成形，遇冷后胸痛复作，但程度有所减轻，夜寐差。查体：舌质红，苔黄燥，舌尖赤，脉弦滑。处方：半夏泻心汤合栝楼薤白半夏汤，加赤芍15g，生薏苡仁30g，穿山龙20g，石韦15g，浙贝母15g，乌梅10g，防风10g。15剂，水煎，日两次温服。

按语：患者胸背痛，胃脘不适，纳寐欠佳，苔黄腻，脉弦滑。治疗从中焦入手，以半夏泻心汤合栝楼薤白半夏汤加减。半夏泻心汤寒热平调，散结除痞；栝楼薤白半夏汤温阳散寒，宽胸理气止痛。生薏苡仁具有通阳透发的作用，治疗前胸后背疼痛效果很好；赤芍活血止痛；石韦、穿山龙清热祛湿；浙贝母软坚散结，制酸止痛；乌梅、防风解表祛风，具有抗过敏作用。笔者在临床治疗中非常重视固护脾胃，胃气伤，运化功能受损，药物的吸收受到影响，治疗效果差。故临床上经常应用半夏泻心汤调理脾胃，恢复其功能，然后再根据临床症状和舌脉特点，辨证合用其他方剂。另外，从脾胃论治心脏病是笔者的一大特色，所谓"上下交病治其中"。

（二）胸痹心痛医案 2

代某，男，51 岁。首诊日期：2018 年 4 月 8 日。

主诉：心前区刺痛反复发作 10 余年，加重 1 个月。

现病史：患者自述 10 余年前无明显诱因出现心前区刺痛，每次持续数秒至数分钟不等，平素自行口服西药及中成药治疗（具体用药不详），症状时轻时重。5 年前曾于当地医院行冠脉 CT 检查，提示多支病变，建议"搭桥手术"，患者拒绝，强烈要求保守治疗。自述胸痛症状逐年加重。1 个月前患者心前区刺痛加重，每次持续 10～20 分钟不等，发作较前频繁，口服西药及中成药治疗（具体用药不详）后症状改善不明显，伴见头晕。现症见：心前区阵发性刺痛，放射至后背，伴见头晕，口干渴，不多饮，畏寒，久卧腰痛，脾气急躁，易怒。纳可，寐欠佳，小便黄，大便调。既往史：高血压病史 20 余年，目前规律口服降压药治疗，血压未系统监测。查体：神清，颜面红，舌质红，苔黄腻，脉沉涩。血压 144/108mmHg，心率 81 次 / 分。

诊断：中医诊断：胸痹心痛。西医诊断：冠心病（不稳定型心绞痛），高血压 3 级（极高危）。

治则：辛开苦降，通阳宣痹。

处方：半夏泻心汤合栝楼薤白半夏汤，加葛根 30g，天麻 10g，钩藤 30g，生薏苡仁 30g，附子 6g。7 剂，水煎，日两次温服。

二诊：2018 年 4 月 19 日。患者自述服药后心前区刺痛程度明显减轻，频率减少，头晕大减，畏寒、腰痛、脾气急躁均较前好转，夜寐仍欠佳，大便正常。查体：神清，面色如常，舌质红，苔黄腻，脉沉涩。血压 135/99mmHg，心率 72 次/分。药物组成：半夏泻心汤合栝楼薤白半夏汤，加葛根 30g，天麻 10g，钩藤 30g，土茯苓 30g，石韦 15g，盐黄柏 10g，砂仁 10g。8 剂，水煎，日两次温服。

按语： 近代治疗胸痹心痛多采用活血化瘀疗法，虽能取效于一时，但远期疗效差，且久用活血化瘀疗法有耗气伤阴之弊。笔者崇尚《金匮要略》温阳通痹法，多从脾胃治疗胸痹心痛。现代人多过食肥甘厚味，"以酒为浆，以妄为常"，以致脾胃损伤，升降功能失常，体内聚湿生痰化热。《素问·痹论》云："饮食自倍，肠胃乃伤。"该患者舌质红，苔黄腻，脉沉涩，可知其为痰湿体质，痰蒸蕴热，瘀痰互结，痹阻心脉，则心前区刺痛阵作；痰湿上扰清窍，故见头晕；湿瘀化热扰及心神，则急躁易怒，寐差；久热伤津，故口干渴，然湿为阴邪，故不多饮；该患者虽然一派热象，却见畏寒，久卧腰痛，为湿邪阻滞阳气所致，其中寒热错杂，故该病案以半夏泻心汤辛开苦降，调畅中焦气机。半夏泻心汤是寒热并用、调和脾胃的代表方剂，既能清除中焦湿热郁滞，解除脾气郁遏，恢复脾胃升清降浊的功能，又甘温补益脾气，以助中焦气化。《金匮要略》云："胸痹不得卧，心痛彻背者，栝楼薤白半夏汤主之。""胸痹缓急者，薏苡附子散主之。"又用栝楼薤白半夏汤、薏苡附子散通阳宣痹止痛。患者面红、血压偏高，故加用葛根、天麻、钩藤以平肝潜阳。二诊时，患者诸症减轻，为药至病所。唯有寐差，血压仍高，观其舌脉，湿热犹在，考虑为湿阻，阳不归位，心肾不交所致，故以半夏泻心汤加栝楼薤白半夏汤为底，加用封髓丹降心火，益肾水，潜阳安神；以葛根、天麻、钩藤平肝潜阳，土茯苓除湿，石韦益肾，后复诊诸症痊愈。

（三）胸痹心痛医案 3

关某，女，62 岁。首诊日期：2018 年 9 月 12 日。

主诉：胸痛 10 余日，加重 1 周。

现病史：患者 10 余天前突发胸闷痛不舒，每次发作持续约 10 分钟，发作后胆怯恐惧，需家人陪伴方能好转，近 1 周上症加重，遂就诊我处。平素胆小易惊，后背及手脚皮肤刺痒，多汗，畏风，胸闷胸痛、气短、身痒，纳可，寐差，小便可，大便 1 ~ 2 次 / 日。不敢独居，生活不能自理。既往史：肺气肿。查体：血压 151/60mmHg，心率 81 次 / 分。舌质紫暗，苔薄黄，双关滑，寸尺无力。辅助检查：心电图示室性期前收缩。心脏彩超示：二尖瓣微量反流，左室舒张功能降低。

诊断：中医诊断：胸痹心痛。西医诊断：冠心病（不稳定型心绞痛），肺气肿。

治则：清热燥湿，理气化痰，交通心肾，通阳宣痹。

处方：黄连温胆汤合栝楼薤白半夏汤，加肉桂 6g，党参 15g，生黄芪 30g，夜交藤 30g，合欢皮 30g，葛根 30g，天麻 10g，钩藤 30g。6 剂，水煎，日两次温服。

二诊：2018 年 9 月 20 日。胸痛好转，胆小易惊减轻，入睡较前好转，身体皮肤痒好转，现左侧胁肋部痛明显，易汗，盗汗，手热足寒，纳可，小便频，有排不尽感，大便 2 次 / 日，成形。查体：舌质淡暗，苔黄腻，脉弦滑。上方继续巩固口服，10 剂，水煎，日两次温服。

按语：患者平素胆小易惊，胸闷胸痛、气短、多汗，畏风，身痒，纳可，寐差，舌质紫暗，苔薄黄，双关滑，寸尺无力。考虑心胆气虚，痰浊壅滞，气机紊乱所致，用黄连温胆汤为主方加减，具有清热燥湿、理气化痰、和胃利胆之功，交泰丸（黄连、肉桂）具有交通心肾、清热安神之效，栝楼薤白半夏汤宽胸散结。党参、黄芪益气补虚；夜交藤、合欢皮疏肝解郁，养血安神；葛根、天麻、钩藤平肝潜阳。诸药合用，补虚泻实，寒热同调，具有益气养血、安神定志、宽胸理气、健脾化痰之功效。患者坚持治疗两个月，体力明显改善，胸闷、胸痛、乏力消失，偶尔因活动量大时少量出汗，气短（因肺气肿），纳寐佳，二便调，生活完全可以自理。

（四）胸痹心痛医案 4

杨某，女，68 岁。首诊日期：2019 年 3 月 18 日。

主诉：胸闷刺痛反复发作 6 个月余。

现病史：患者自述 6 个月前无明显诱因出现胸闷，偶有心前区刺痛，活动后心悸气短，周身无力，后背及右肩背疼痛，偶有反胃。心电图示：ST-T 改变。自行口服中西药治疗，效果不佳。就诊时症见：胸闷刺痛时作，心悸气短，周身无力，后背及右肩背疼痛，反酸烧心（胃灼热），尿频，饮则即便，纳寐可，多梦，大便每日一行，偶不成形。既往史：胆囊摘除病史 50 年。高血压病史 10 余年，血压不稳。查体：血压 202/99mmHg，心率 82 次 / 分。舌质紫，苔黄腻，脉沉涩。辅助检查：心电图示窦性心律，ST-T 改变。

诊断：中医诊断：胸痹心痛。西医诊断：冠心病（不稳定型心绞痛），高血压 3 级（极高危）。

治则：辛开苦降，通阳宣痹，平肝潜阳。

处方：栝楼薤白半夏汤合半夏泻心汤，加柴胡 10g，葛根 30g，天麻 10g，钩藤 30g，生牡蛎 30g。6 剂，水煎，日两次温服。

二诊：2019 年 3 月 27 日。药后胸闷刺痛、心悸气短减轻，手足热，胃部反酸好转明显，肢沉无力，懒动。尿频改善，夜尿 1 次，既往 3～4 次 / 晚，大便干燥费力。查体：血压 141/83mmHg，心率 80 次 / 分，舌质淡暗，苔薄黄，脉沉涩。处方：栝楼薤白半夏汤合半夏泻心汤合四妙散，加柴胡 10g，葛根 30g，天麻 10g，钩藤 30g，生牡蛎 30g，吴茱萸 6g。8 剂，水煎，日两次温服。1 月余回访诸症好转。

按语：患者以"胸闷刺痛反复发作 6 个月余"为主诉就诊，症见"反酸烧心，舌质紫，苔黄腻，脉沉涩"。痰热困于胸则胸闷；日久血瘀，瘀阻心脉，则心前区刺痛阵作；痰热困于脾胃，影响中焦升降，则见反酸烧心；胃不和则卧不安，湿瘀化热扰及心神，则多梦。诸症一派痰瘀互阻之象，故临床多予以化痰活血之剂治疗。然该患者伴见症"活动后心悸气短，周身无力，尿频，饮则即便"，此均为阳气虚表现。笔者认为血遇寒则凝，遇热而行，痰瘀诸证皆为阳气虚表象，治病当求于本，故以宣阳通痹法治疗胸痹，方中用栝楼薤白半夏汤以行气解郁，通阳散结，祛痰宽胸。脾为生痰之源，故用半夏泻心汤以甘温补益脾气，以助中焦气化，清除中焦湿热郁滞，恢复脾胃升清降浊的功能。加柴胡，合为柴胡剂以调理枢机；患者血压居高不降，辅葛根、天麻、钩藤、生牡蛎以平肝潜阳，定惊安神。二诊患者胸闷刺痛、心悸气短、反酸、尿频等症好转，血压平稳，仍见肢沉无力，懒动。考虑湿热下注引起的两足麻木，下肢痿弱，故以四妙清热利湿，通筋利痹；加吴茱萸合黄连成左金丸，具有清肝胆郁热、制酸止痛之功。月余诸症自愈。

（五）胸痹心痛医案 5

蒋某，女，36 岁。首诊日期：2018 年 12 月 4 日。

主诉：胸闷气短反复发作 1 个月。

现病史：患者自述 1 个月前无明显诱因出现胸闷气短，曾多次就诊于省内各大医院，西医检查未见明显异常，于他处中西医治疗近 1 个月，症状缓解不明显，自述胸闷欲死，苦不堪言。现症见：胸闷气短，乏力，膝下凉，寐差，大便干，两日一行。月经史：14 岁初潮，月经 7 天，周期 25 天左右，末次月经 11 月 12 日。量色可，轻微痛经。带下多。查体：精神萎靡，舌质淡暗，苔黄腻，脉沉涩

诊断：中医诊断：胸痹心痛。西医诊断：胸痛原因待查。

治则：祛痰化瘀，温阳宣痹。

处方：桂枝茯苓汤合薏苡附子败酱散合栝楼薤白半夏汤，加石韦 15g，党参 15g，黄芪 15g，肉苁蓉 15g。6 剂，水煎，日两次温服。

二诊：2018 年 12 月 12 日。患者自述服药后夜寐好转，胸闷隐痛时作减轻，夜间偶有憋醒，善长叹息。大便可。每日一行。末次月经 12 月 8 日至今，量可，色暗，有血块，痛经轻微。查体：舌质红，苔黄腻，脉弦滑。处方：桂枝茯苓汤合当归芍药散，加桑寄生 15g，肉苁蓉 15g。8 剂，水煎，日两次温服。

按语：胸痹一病，虚实夹杂，病机不外乎不通则痛，不荣则痛，故临床多治以活血养血为法。笔者本着"急则治其标，缓则治其本，治病必求其本"的思想论治此病。患者以"胸闷气短反复发作 1 个月"为主诉就诊，观其脉证，知犯何逆。该患者辨证为痰湿阻滞，胸阳不振所致胸闷气短；湿性重滞，易阻滞阳气，故膝下凉；湿困胞宫，

故带下多；湿热阻滞中焦，胃不合则卧不安，故大便干、寐差。方药给予桂枝茯苓汤为基础，以温阳渗湿通络；合薏苡附子败酱散（因附子与半夏相反，附子用桑寄生代替）温经祛湿，散瘀止痛；合栝楼薤白半夏汤行气解郁，通阳散结，祛痰宽胸；石韦清热利湿，党参、黄芪益气扶正，肉苁蓉润肠通便。诸药合用，虽未用大量活血养血之药，却温其阳以化痰湿，心阳振奋，瘀血自通，其诸症自愈。二诊患者就诊正值经期，夜寐好转，胸闷隐痛时作减轻，善长叹息。月经色暗，有血块，轻微痛经。续桂枝茯苓汤温阳渗湿通络，加用当归芍药散养血调肝，健脾利湿，配合桑寄生、肉苁蓉补肝肾，祛风湿，润肠通便。患者共服用中药 20 天，回访痛经改善，胸闷气短消失，纳寐可。嘱畅情志，避风寒，注意保暖，适当锻炼。3 个月症状未见反复。

（六）胸痹心痛医案 6

陈某，女，84 岁。首诊日期：2019 年 1 月 7 日。

主诉：胸闷气短反复发作 1 个月。

现症见：患者自述近 1 个月无明显诱因出现胸闷气短反复发作，伴有咳嗽，咳白痰，夜间咳痰较多，遂就诊于当地西医院，诊断为"冠状动脉支架植入术术后，慢性心力衰竭"，住院治疗 5 日后，自述症状减轻不明显而要求出院。现症见：胸闷气短，咳嗽，咳白痰，夜间难以平卧，膝以下浮肿，纳可，寐差，小便不畅，大便干，需要药物辅助排便。查体：舌质红，少苔少津，脉细数。辅助检查：心电图示：Ⅰ度房室传导阻滞，偶发室性期前收缩，非特异性 T 波改变。

诊断：中医诊断：胸痹心痛。西医诊断：冠心病（不稳定型心绞痛），慢性心功能不全（心功能Ⅳ级）。

治则：气阴双补，温阳利水，滋阴清热，引火归原。

处方：五苓散合知柏地黄丸合滋肾通关丸合生脉饮，加杏仁10g。7剂，水煎，日两次温服。

二诊：患者家属述药后患者胸闷气短减轻，小便增多，双下肢浮肿减轻，现脚踝仍有浮肿，夜间可平卧入睡3小时，大便好转，1～2天一行，不费力。患者家属要求续服上方，代为取药，上方7剂，水煎日两次，继续巩固治疗。

按语：西医治疗慢性心功能不全主要是以急性期的强心、利尿、扩血管，以及稳定期的抑制心脏神经内分泌，阻断肾素-血管紧张素系统活性。其弊端一则用药复杂多变，患者不易掌控，稍有不慎则易出现副作用；二则经济负担较重。该患者为老年女性，术后西药应用较为混乱，心衰症状时有反复，故求治于中医。笔者观其舌质红，少苔少津，脉细数，年老久病体虚，津液耗伤较重，阴阳互根，阴虚日久累及心阳，阳虚水饮凌心，则胸闷气短，咳嗽，咳白痰，夜间难以平卧，大便干，阳虚膀胱气化功能不利，则小便不畅，水溢四肢则双下肢浮肿。故方用知柏地黄丸以滋阴清虚火，合生脉散气阴双补。同时，以五苓散温阳利水渗湿，肉桂引火归原，杏仁润肠通便的同时，提壶揭盖以利小便。诸药相合而气利水消，水火相济。二诊患者诸症好转，可见中医思维讲究周身阴阳调和，诸症则自愈。

（七）胸痹心痛医案7

韩某，男，58岁。首诊日期：2019年4月9日。

主诉：胸闷气短4个月，加重10余天。

现病史：患者自诉4个月前无明显诱因出现胸闷气短乏力，在我院心病科住院，诊断为"心衰，肾衰"，经内科对症保守治疗后症状减轻出院。10 天前患者无明显诱因胸闷气短症状复作且加重，难以平卧，3 月 27 日至中心医院住院，诊断为"心衰，心肌梗死"，行内科对症保守治疗，昨天出院，出院诊断为"急性心肌梗死，特发性高血压，心力衰竭，慢性肾衰，2 型糖尿病"。胸闷气短时作，今为求中医治疗来诊。现症见：胸闷气短，头晕乏力，下肢浮肿，颜面浮肿，夜尿 3～4 次，大便溏，费力。既往史：高血压病史 20 余年，糖尿病病史 10 余年，未规律用药，平素不监测。辅助检查：尿常规提示蛋白和潜血均（++）；肾功能：肌酐 427μmol/L，尿素氮 23.94mmol/L，尿酸 701μmol/L。查体：血压 185/109mmHg，心率 77 次 / 分，面色晦暗，舌红，苔薄黄花剥，脉沉缓无力。

诊断：中医诊断：胸痹心痛。西医诊断：冠心病（不稳定型心绞痛），陈旧性心肌梗死，慢性心功能不全（心功能 IV 级），慢性肾衰，高血压 3 级（极高危），2 型糖尿病。

治则：调补阴阳，引火归原，淡渗利湿。

处方：五苓散合六味地黄汤，加肉桂 10g，炙甘草 10g，干姜 10g，仙茅 10g，仙灵脾 15g，酒大黄 10g，葛根 30g，天麻 10g，钩藤 30g。6 剂，水煎，日两次温服。

二诊：2019 年 4 月 23 日。患者自诉药后胸闷气短明显好转，乏力改善，下肢不肿，头晕减轻，颜面及眼睑轻微浮肿，可平卧入睡，活动后无气喘，畏寒，无汗。纳增，寐可，小便可，大便费力，不干，2～3 日一行。查体：血压 174/84mmHg，心率 71 次 / 分，面色好转，舌红，苔薄黄，脉弦细。处方：上方 10 剂，继续巩固治疗。

三诊：2019 年 5 月 7 日。患者自述经治疗诸症好转，现无胸闷气短，无浮肿，乏力改善，无明显不适，复查肾功能提示肌酐、尿素氮均正常，血压、血糖控制平稳，欲求长期调理。

按语：患者初次就诊时，刚结束西医院住院治疗，然诸症改善并不理想。初诊时症见胸闷气短，头晕乏力，下肢浮肿，颜面浮肿，夜尿3～4次，大便溏。查体：面色晦暗，舌红，苔薄黄花剥，脉沉缓无力，一派阴阳两虚之象。胸阳不振，故胸闷气短；气虚则乏力，阳虚气化无力，三焦水液运化失常，则水泛肌肤见下肢浮肿，颜面浮肿；膀胱气化无力则尿频；阳虚日久，累积肾阴，则舌红，阴虚浮阳上亢则头晕，血压升高。笔者讲肾为先天之本，藏元阴元阳，故调补阴阳，从肾着手，以名方六味地黄丸为基础，大补肾阴，同时加用仙茅、仙灵脾温补肾阳，加肉桂引火归原，寓意阴中有阳，则阴可静中有动，防于滋腻，阳中有阴，则阳不易亢上为乱，阴中求阳，阴阳共生以求平和。同时，患者水湿为患，故佐以五苓散以温阳化气，利湿行水，加用炙甘草、干姜以顾护中焦脾胃，葛根、天麻、钩藤以平肝潜阳。患者大便溏，然费力，故以酒大黄活血通便，助湿随大便出。二诊：患者诸症减轻，自述大便费力，不干，2～3日一行，继续上方以酒大黄通因通用。化验指标均改善。三诊：患者诸症好转，化验指标均显著改善，感叹中医之神奇，故求长期调理之法，此为后话。

（八）心悸医案1

李某，女，65岁。首诊日期：2018年10月14日。

主诉：心悸反复发作4个月，加重3天。

现病史：患者自述2018年7月中旬自觉心悸胸闷，遂就诊于市中心医院，诊断为"心力衰竭，扩张型心肌病可能性大，冠心病不除外"，经系统西医诊疗后症状好转，此后口服西药维持治疗，症状时轻时重。两周前患者出现牙龈肿痛，因患者基础疾病较多，且存在严重的心功能不全，口腔科建议保守治疗，遂使用抗生素治疗十余日，3日前患者自觉心悸加重，口腔科建议住院专科治疗，患者欲求中医治疗，遂就诊于此。现症见：心悸、胸闷，气短，咳嗽，无痰，牙龈肿痛，手足冷，寐差，大便1～2日一行，不费力。既往史：脑梗死病史1年，心悸病史9年。查体：舌质红，苔黄腻，脉沉缓无力。辅助检查：心电图提示频发室上性期前收缩，前间壁心肌梗死？心脏彩超提示左心功能：左心增大，射血分数：30%。主动脉瓣反流（微量）；二尖瓣中度反流，三尖瓣轻度反流，肺动脉瓣反流轻度。肺动脉瓣轻度反流，肺动脉中度高压，左室泵血功能减低（中-重度），左室舒张功能中重度减低。

诊断：中医诊断：心悸。西医诊断：心律失常，频发房性期前收缩，慢性心力衰竭，扩张型心肌病可能性大，冠心病不除外。

治则：苦降辛开，调和脾胃，豁痰开胸，祛风止咳。

处方：半夏泻心汤合栝楼薤白半夏汤，加乌梅10g，防风10g，穿山龙20g，石韦15g。6剂，水煎，日两次温服。

二诊：2018年10月23日。药后心悸、胸闷气短减轻，咳嗽止，能入睡。现牙龈红肿痛，大便4～5次/日，便稀量少。查体：舌质红，苔黄腻，脉弦细。处方：半夏泻心汤加连翘15g，升麻10g，白芷10g，乌梅10g，防风10g，葛根15g。5剂，水煎，日两次温服。

三诊：2018年10月30日。患者自诉服药后牙痛明显好转，偶有心悸，乏力。大便溏泄，4～5次/日。查体：舌质红，苔黄腻，脉沉涩无力。处方：半夏泻心汤（党参易红参15g）加连翘15g，升麻10g，白芷10g，乌梅10g，防风10g，穿山龙15g，石韦10g，赤石脂30g，生黄芪30g。5剂，水煎，日两次温服。1个月后回访患者，自述服药后诸症减轻，现无牙龈红肿痛，心悸、胸闷气短较前有所好转，纳寐尚可。

按语：仲景有云："伤寒五六日，呕而发热者，柴胡汤证具，而以他药下之……但满而不痛者，此为痞，柴胡不中与之，宜半夏泻心汤。""心下痞满"是自觉症状，诸多医家用之于胃肠道疾患，主要治疗因气机升降不利，中焦痞塞而致的脾胃疾病。笔者则认为，古之医案，以证出方，但见痞满，其病机相同者俱可应用，且脾胃为后天之本，中焦得固，攻补方可无后顾之忧。该患者始作牙龈肿痛，舌质红，苔黄腻，可见脾胃湿热内蕴，然该患者素体气虚，加之大量输液之后，痰湿凝聚于心下，气机升降不利，水湿运化失调，故而出现"心悸，胸闷，气短，咳嗽"诸症，此并非全为心肺之过，是为脾气不升，胃气不降，脾不升则生湿，胃不降则生热，痰阻水停，湿热阻滞，则出现心悸、痞满，故以半夏泻心汤为基础，辛开苦降，调和脾胃，加用栝楼实、薤白以豁痰开胸；乌梅、防风以祛风止咳定喘，穿山龙、石韦以祛风除湿，清肺止咳，提高自身免疫力。脾气能升，胃气得降，中焦运化如常，则心下诸症得除。二诊：患者服药后诸症减轻，咳嗽止，故减栝楼实、薤白、穿山龙、石韦止咳豁痰开胸之药；患者牙龈红肿痛未解，火易燃上应发而透之，故加用连翘、升麻透火热邪毒，白芷透邪兼顾引经，加用葛根生津止渴，升阳止泻。三诊：患者服药后牙痛明显好转，脉沉涩无力，偶有心悸，乏力，考虑易久泄气脱，故与赤石脂止泻，红参、生黄芪益气生津。参考首诊加乌梅、防风以祛风止咳定喘，穿山龙、石韦以祛风除湿，清肺止咳，增强免疫以防止复发。1个月后回访未见反复。

（九）心悸医案 2

韩某，女，32 岁。首诊日期：2019 年 1 月 2 日。

主诉：心悸、失眠 1 周。

现病史：近 1 周患者因工作繁忙，精神紧张，工作压力大，患者出现心悸失眠，心电图示"频发室性期前收缩"，伴见烦躁易怒，胃脘部不适，反酸烧心，乏力畏寒，大便 4～5 天未行。既往史：曾患抑郁症，平素精神紧张，稍有心理压力即失眠焦虑。甲状腺功能减退症病史多年，服优甲乐 2 片／天，目前甲状腺功能正常。月经史：周期 30 天，月经期 4～5 天，现月经第 1 日，无痛经，月经量多，有血块。

查体：舌红，苔黄腻，脉弦滑。

诊断：中医诊断：心悸。西医诊断：心律失常，频发室性期前收缩。

治则：逐瘀泄热，宁心安神。

处方：桃核承气汤加党参 15g，生黄芪 15g。6 剂，水煎，日两次温服。

二诊：2019 年 1 月 12 日。药后心悸时作减轻，烦躁易怒好转，仍有入睡困难，易醒，醒后再次入睡困难，胸闷气短，胃脘不适症状缓解，大便可，1～2 日一行。查体：舌红，苔薄黄，脉弦紧。处方：桃核承气汤合防己地黄汤合栀子豉汤合生脉饮。7 剂，水煎，日两次温服。

三诊：2019 年 2 月 1 日，服药后烦躁、寐差好转，无心悸胸闷。大便可，1～2 日一行。

按语：桃核承气汤载于仲景所著《伤寒论》："太阳病不解，热结膀胱，其人如狂，血自下，下者愈。其外不解者，尚未可攻，当先解其外；外解已，但少腹急结者，乃可攻之，宜桃核承气汤。"笔者研读经典结合临床，常将此方用于治疗情志疾患。此方对应疾病特征即为"其人如狂""少腹急结"。本病例所述患者平素即精神紧张，近1周因工作原因更是情绪不稳，出现心悸失眠，烦躁易怒，同时伴见大便4～5天未行，为下焦蓄血证。笔者临床重视心脏疾病的"双心同治"，且现患者月经第1日，故与桃核承气汤顺其月经之势逐瘀泄热以定心神。同时该患者胃脘部不适，反酸烧心，为腹气不通，胃气上逆所致，故以桃核承气汤以通为用。有一分寒则为阳气未到，患者乏力畏寒，可见其体质本虚，故加党参、生黄芪以益气扶正，祛邪而不伤正。二诊患者烦躁易怒好转，心悸减轻，大便正常，胃脘不适症状缓解，仍有睡眠欠佳，胸闷气短。故加用生脉饮以益气宁神，养阴生津；心藏神，统摄人的神志活动，同时亦受七情所累，故治心不仅重于形，更要重于"神"。《金匮要略·中风历节病脉证并治》云："治病如狂，妄行，独语不休，无寒热。"加用防己地黄汤以滋阴凉血，祛风通络。《伤寒论》云："发汗吐下后，虚烦不得眠，若剧者，必反复颠倒，心中懊恼，栀子豉汤主之。"加用栀子豉汤以清热除烦。三诊患者烦躁易怒、寐差好转，无心悸胸闷。大便可，1～2日一行。

（十）心悸医案 3

刘某，女，50岁。首诊日期：2017年12月12日。

主诉：心悸不宁反复发作1年，加重两个月。

现病史：1年前患者无明显诱因，出现心悸不宁症状，曾多次于当地医院住院治疗，诊断为"冠心病"，平素自行口服中西药治疗，症状反复发作，时轻时重，近1年体重下降10kg。两个月前患者自述心悸不宁加重，伴头晕，心电图示：短暂房性心动过速，ST-T改变。住院系统治疗两周后，症状改善不明显，房性心动过速频繁发作，出院10日后就诊于我院门诊，现症见：心悸时作，心虚胆怯，喜悲伤欲哭，纳可，寐差（入睡困难，易醒，醒后再难入睡，多梦），小便正常，大便干，3～4日一行，排便无力。既往史：糖尿病病史7年，目前应用胰岛素降糖治疗，血糖控制可。空腹血糖5.0mmol/L，餐后2小时血糖8.0mmol/L。月经史：周期20天至4个月不等，月经期2～3天，量少色暗，无血块，无痛经。带下正常，孕1产1，带环避孕。近1年月经紊乱。查体：面色晦暗，舌质紫暗，舌体胖大、水嫩，苔薄黄，脉弦细。

诊断：中医诊断：心悸。西医诊断：冠心病，心律失常，短暂房性心动过速，2型糖尿病。

治则：活血化瘀，调和三焦，清降胆腑，和解枢机。

处方：血府逐瘀汤加党参15g，黄芪15g，桑寄生15g，肉苁蓉15g。7剂，水煎，日两次服。

二诊：2017年12月22日。服药后心悸症状较前减轻，头晕减轻，仍有喜悲伤欲哭、胆怯，入睡好转，但凌晨2～3点醒后仍难以入睡，纳可，小便可，大便无力，3日一行。查体：面色如常，少华，舌质淡暗，略有紫象，舌体胖大，苔薄黄，脉弦细。处方：黄连温胆汤合栝楼薤白半夏汤，加肉桂6g，党参15g，黄芪15g，夜交藤30g，合欢皮30g。7剂，水煎，日两次温服。

三诊：2018年1月4日，自述上药服后诸症大减，纳寐尚可，小便可，大便2日一行，不费力。查体：面色红润，舌质淡暗，舌体胖大，水滑苔，脉弦细。处方：黄连温胆汤合栝楼薤白半夏汤，加肉桂6g，党参15g，黄芪15g，夜交藤30g，合欢皮30g。7剂，水煎，日两次服，以巩固治疗。

按语： 该病例首诊可见患者情绪焦虑，心虚胆怯，喜悲伤欲哭，自述彻夜难眠，查体面色晦暗，舌质紫暗，舌体胖大、水嫩，苔薄黄，脉弦细，虽初见其痰湿体质，然该患者一派气滞血瘀之象，笔者认为治病应循序渐进，登堂方可入室，经脉以通为用，该患者血脉瘀滞，周身气血运行不畅，药食无法直达病所，故该患者首要任务为活血化瘀，行气通脉，方用血府逐瘀汤。一为活血与行气相伍，既行血分瘀滞，又解气分郁结；二是祛瘀与养血同施，则活血而无耗血之虑，行气又无伤阴之弊；三为升降兼顾，既能升达清阳，又可降泄下行，使气血调和。患者自述排便无力，同时活血药易于耗气，故加用党参、黄芪以益气固本，以桑寄生、肉苁蓉润肠通便。二诊患者面色如常，少华，舌质淡暗，略有紫象，舌体胖大，苔薄黄，脉弦细，气滞血瘀之象好转，故调治其本。四诊合参，该患者痰湿内盛，郁久化火，痰火扰心，故心悸不宁，热扰心神，则见心虚胆怯、喜悲伤欲哭等情志症状，予黄连温胆汤合栝楼薤白半夏汤治之，目的是取其调和三焦、清降胆腑、和解枢机之功，配以通阳散结，祛痰宽胸，有效治疗胆郁痰热上扰之证。凡情志不遂，忧思郁怒，影响肝胆之气，导致疏泄不利，聚而成痰，上干神明者，均可使用温胆汤，三诊患者诸症大减，效不更方，继续前方7剂巩固治疗。

（十一）心悸医案4

关某，女，59岁。首诊日期：2018年8月12日。

主诉：心悸反复发作10余年，加重1周。

现病史：10余年前患者无明显诱因出现心悸阵作，遂就诊于当地医院，诊断"心律失常"，予美托洛尔等西药治疗，自述难以耐受，故自行口服中成药治疗，症状时轻时重。平素善恐易惊。1周前患者无明显诱因出现心悸复作，伴见胸痛时作。现症见：心悸时作，胸闷胸痛，善恐易惊，皮肤刺痒，多汗，畏风，气短，纳可，寐差，小便可，大便1～2次/日。既往史：既往体健。查体：血压155/69mmHg，心率99次/分。舌质紫暗，苔薄黄，双关滑，寸尺无力。心电图示：频发室性期前收缩。

诊断：中医诊断：心悸。西医诊断：心律失常，频发室性期前收缩。

治则：燥湿化痰，清热安神，祛痰宽胸。

处方：栝楼薤白半夏汤合黄连温胆汤合交泰丸，加党参15g，生黄芪30g，夜交藤30g，合欢皮30g，葛根30g，天麻10g，钩藤30g。6剂，水煎，日两次温服。

二诊：2018年8月20日，心悸、胸闷痛好转，善恐易惊减轻，入睡较前好转，身体皮肤痒好转，现偶有汗出，小便频，大便2次/日，成形。查体：舌质淡暗，苔黄腻，脉弦滑。上方继续巩固口服。10剂，水煎，日两次温服。

按语：《素问·举痛论》曰："惊则心无所倚，神无所归，虑无所定，故气乱矣。"心为君主之官，主神明；胆为中正之官，决断出焉。惊者，因外有所触而动；悸者，无外触而自身惊悸之病，故心悸之病与"心""胆"关系密切，该患者平素胆小易惊，现症见：心悸时作，胸闷胸痛，寐差，舌质紫暗，苔薄黄，双关滑，寸尺无力。考虑心胆气虚，痰浊壅滞，气机紊乱所致，故用黄连温胆汤为基础以燥湿化痰，清热理气，和胃利胆。患者"胸中满痛彻背，背痛彻胸，不能安卧"，以栝楼薤白半夏汤以通阳散结，祛痰宽胸。交泰丸（黄连、肉桂）具有交通心肾、清热安神之效，党参、黄芪益气补虚，夜交藤、合欢皮养血安神，葛根、天麻、钩藤平肝潜阳。诸药合用，补虚泻实，寒热同调，具有益气养血、安神定志、宽胸理气、健脾化痰之功效。二诊：患者服药后诸症好转，善恐易惊改善，效不更方，继续原方10剂。治疗1个月后回访，患者心悸、胸闷痛、乏力消失，体力明显改善，善恐易惊减轻，偶尔因活动量大时少量出汗，气短，纳寐佳，二便调，生活如常。

（十二）心悸医案5

李某，女，48岁。首诊日期：2019年3月4日。

主诉：心悸阵作1周。

现病史：患者自述1周前无明显诱因心悸阵作，多次就诊当地急诊，诊断为"窦性心动过速"，口服中西药后症状缓解不明显，伴见脱发，手足凉，纳寐可。小便调，大便略干，每日一行。既往史：既往体健。月经史：周期23～24天，月经期5天，末次月经2月12日。近3～4个月月经量少，经期后延，色浅，无血块，无痛经，经前口干，带下正常。查体：舌质红，苔黄腻，脉沉缓无力。

诊断：中医诊断：心悸。西医诊断：心律失常，窦性心动过速。

治则：燥湿化痰，调畅中焦，透邪解郁，疏肝理脾。

处方：半夏泻心汤合四逆散，加吴茱萸6g，生黄芪15g。10剂，水煎，日两次温服。

二诊：2018年3月18日。心悸明显好转。脱发，手足凉好转，咽喉中有异物感。纳寐可，二便调。查体：舌质红，苔黄腻，脉弦细。

药物组成：半夏泻心汤合半夏厚朴汤合栀子豉汤合栝楼薤白半夏汤。

10剂，水煎，日两次温服。

按语：心悸是临床常见病、多发病，也可作为临床多种病证的症状表现，根据本病的临床表现，西医学将其划为各种心律失常范畴，如心动过速、心动过缓、心房颤动或扑动等，中医辨治心悸，其证候特点多为虚实夹杂，虚者指脏腑气血阴阳亏虚，实者多指痰饮、瘀血、火邪之类。辨证时，要注意分清虚实的多寡，以决定治疗原则。该患者心悸，脱发，手足凉，脉沉缓无力，观其一脉虚象，然观其舌质红，苔黄腻，由舌可见其湿热较重，故此时患者虽见虚象却不可大补，中焦瘀滞，气机上下不通，补亦无功，且补则邪留于内，必生他变。以半夏泻心汤加减化裁，燥湿化痰，调和脾胃，合四逆散调和肝脾，透邪解郁，疏肝理脾。中焦湿热得去，气机上下通畅，阳郁厥逆解除，则阳气自复，手足则温，佐以吴茱萸温经，黄芪辅助党参以益气固元，共奏攻补之效。二诊：患者心悸明显好转，手足凉好转，症见咽喉中有异物感，此为气机未通，故以半夏厚朴汤行气散结，降逆化痰；加用栝楼实、薤白以豁痰开胸；加用栀子、淡豆豉以清胸中虚热，其症自愈。可知气机郁滞也可致虚，因此，调畅气机，使得气机通畅，气血自能生成。

（十三）心悸医案6

杜某，男，53岁。首诊日期：2018年9月5日。

主诉：心悸伴五心烦热1年。

现病史：患者1年来心悸，五心烦热，2017年8月因"急性心肌梗死"于我市金山医院行冠状动脉支架植入术，其后一直口服药物至今（硫酸氢氯吡格雷片、拜阿司匹林肠溶片、酒石酸美托洛尔片、贝那普利片等），服药时监测血常规及出凝血时，发现血小板升高。其后反复监测血小板，血小板常维持在（550～650）×10^9/L。因目前已服用多种西药，血小板降低不明显，心悸和五心烦热症状改善不明显，故来门诊希望以中医调治。平素双足湿冷，左足明显，夜间手足心热，心烦，心悸，胆小易惊，后枕部麻木，寐差，纳尚可，二便尚调。既往史：1年前发现血糖升高，现口服二甲双胍、格列苯脲片，血糖控制欠佳。2013年，患者行胆囊胰腺取石术，反复胰腺炎发作，双嘧达莫片服用3天。查体：血压126/77mmHg，心率69次/分。舌质红，有裂纹，少苔，脉弦紧。

诊断：中医诊断：心悸。西医诊断：急性心肌梗死，冠状动脉支架植入术术后，血小板增多症。

治则：滋阴清热，养心安神。

处方：引火汤合二仙汤栀子豉汤合酸枣仁汤合交泰丸，加牡蛎30g，丹参15g，延胡索15g。6剂，水煎，日两次温服。

按语：患者夜间手足心热，心烦，心悸，白天双足湿冷，夜寐差，舌红，少苔，中有裂纹，脉弦紧，辨证为阴虚火旺，治疗给予引火汤合二仙汤合栀子豉汤合酸枣仁汤合交泰丸。引火汤（熟地黄、麦冬、天冬、五味子、茯苓、巴戟天）大补肾水，引火归原；二仙汤（仙茅、仙灵脾）补肾精，泻肾火；交泰丸（黄连、肉桂）交通心肾，使水火互济；使用酸枣仁汤（酸枣仁、茯苓、知母、川芎、炙甘草），酸枣仁、延胡索合用，起到安神作用。患者服用1周后，五心烦热、心悸、失眠的症状明显改善，精神状态好转，继续服用10剂后，无明显不适，血压、血糖控制较平稳，复查血小板下降至480×10^9/L，嘱患者常规服用抗凝药，定期复查血常规。

肆 妇科类疾病医案

　　笔者在临床中治疗妇科病，常将妇科疾病分为虚实两大类，实证用桂枝茯苓丸为主方，虚证用温经汤为主方，寒证痛经用当归四逆汤为主方。

　　桂枝茯苓丸出自《金匮要略·妇人妊娠病脉证并治》："妇人宿有癥病，经断未及三月，而得漏下不止，胎动在脐上者，为癥痼害……桂枝茯苓丸主之。"方由桂枝、茯苓、牡丹皮、芍药、桃仁组成，有活血化瘀、缓消癥块之功，是治疗瘀阻胞宫的有效方剂。本方原用于治疗妇人素有癥积导致的妊娠胎动不安或漏下不止，现为子宫肌瘤专方、妇科常用方。桂枝茯苓丸是经典的活血化瘀方，黄煌老师将本方誉为"东方的阿司匹林"，认为它是全身血液循环障碍的调整剂。桂枝茯苓丸可调整瘀血体质状态，其治疗的患者常常表现为面色暗红，皮肤粗糙干燥，少腹部充实有压痛等。因此，可将适用桂枝茯苓丸者的体质归纳为瘀血型体质。笔者强调，临床应用本方时不仅要方证对应，也要重视体质辨证。笔者常用桂枝茯苓丸治疗多囊卵巢综合征、子宫肌瘤、卵巢囊肿、子宫内膜异位症、不孕症、子宫炎症、盆腔积液等病。治多囊卵巢综合征、子宫肌瘤、乳腺结节，常合用阳和汤；治卵巢囊肿、子宫炎症、盆腔积液，常合用薏苡附子败酱散、当归芍药散；治疗子宫内膜异位症、子宫腺肌病，多合用当归四逆汤、当归四逆加吴茱萸生姜汤。以上都取得了较好的临床疗效。

温经汤功用温经散寒，养血祛瘀，适用于冲任虚寒、瘀血阻滞的多种妇科疾患。温经汤为古代的女科专方，是经典的调经方与美容方。温经汤不仅适用于年轻且形体偏瘦的女性，对处于围绝经期的妇女也常用，她们正处于雌激素水平低下的时期，常伴有精神神经症状和血管舒缩症状，身体也趋于衰老，头发干枯易脱，口唇干枯，面如尘色，或面部黄褐斑增多，手掌干裂起皮。温经汤温养活血，可以调理这类体质，服用温经汤后，往往能恢复其年轻时的良好状态。为了长期服用方便，用温经汤加补肾疏肝健脾药制成膏剂，既增加了补益效果，又能增加雌激素的分泌，治疗卵巢早衰，被誉为"温经膏"。患者服用温经汤后，往往能改善全身症状，如体重增加，形态渐丰，面色红润，精神饱满，皮肤恢复了弹性，毛发也恢复了光泽。笔者常用温经汤治疗卵巢早衰、月经过少、围绝经期综合征。常配合补肾药，如六味地黄丸、五子衍宗丸、二至丸、二仙汤等。

（一）痛经医案 1

刘某，女，40 岁。首诊日期：2018 年 1 月 16 日。

主诉：痛经伴经量减少 1 年，加重 5 天。

现病史：患者自诉近 1 年痛经，月经量少，色黑，有血块，月经量较前减少，一般 3 天即净，月经周期 20 天左右，近 5 天来腹痛加重。现症见：左侧下腹疼痛，腰痛，腿软，带下量多，色黄，手足不温，偶有胸闷气短，纳可，寐差，二便正常。查体：舌红，苔黄腻，边有齿痕，脉弦细。既往史：附件炎、盆腔积液病史 1 年，中西医多次治疗无效。月经史：初潮 14 岁，月经大致正常。近 6 年来月经提前，周期 20 天左右，末次月经为 2018 年 1 月 14 日。

诊断：中医诊断：痛经。西医诊断：继发性痛经，附件炎，盆腔积液。

治则：活血化瘀，化痰祛湿，软坚散结，行气止痛。

处方：①桂枝茯苓汤加鬼箭羽 15g，荔枝核 30g，石见穿 15g，败酱草 30g，生薏苡仁 30g，炮姜 15g，桑寄生 15g，三棱 10g，莪术 10g。3 剂，水煎（嘱月经期服用），日两次温服。②桂枝茯苓汤加石韦 15g，败酱草 30g，生薏苡仁 30g，炮姜 15g，桑寄生 15g，鬼箭羽 15g，荔枝核 30g，石见穿 15g。12 剂，水煎（嘱月经后服用），日两次温服。

二诊：2018 年 1 月 30 日。患者自诉腰腹疼痛明显减轻，胸闷气短改善，睡眠好转，带下量减少，现乳房胀痛，大便不成形，黏腻不爽，1～2 次 / 天。查体：舌质红，苔黄腻，脉弦细。辅助检查：妇科彩超（2017 年 1 月 29 日）提示子宫肌瘤（多发），最大 2.3cm×2.2cm，子宫增大，盆腔积液 2.7cm。今日复查阴道彩超示：子宫 6.0cm×6.2cm×5.4cm；子宫肌瘤，最大 2.1cm×1.7cm，内膜厚约 1.07cm。双侧附件正常，盆腔积液 1.7cm。药物组成：桂枝茯苓汤加鬼箭羽 15g，荔枝核 30g，石见穿 15g，酒大黄 6g，三棱 10g，莪术 10g，败酱草 30g，生薏苡仁 30g，桑寄生 15g，炮姜 15g，独活 10g，炒王不留行 10g。13 剂，水煎，日两次温服。

按语：患者痛经，腰酸腿软，月经量减少，色深，手足不温，大便黏滞不爽，舌胖大有齿痕，考虑寒湿瘀滞，以桂枝茯苓汤为基本方以活血化瘀。月经前和月经期以活血为主，配合化痰祛湿、软坚散结、行气止痛之品；月经后以补肾、活血、温经、健脾、祛湿为主。患者坚持服用中药两个月，痛经基本缓解，腰痛、手足冷均改善。笔者曰：

"经前无补，经后无泻，经期活血。"

（二）痛经医案2

李某，女，28 岁。首诊日期：2018 年 1 月 4 日。

主诉：痛经伴月经量少 6 个月。

现病史：患者自诉 6 个月来痛经，以重坠、坠痛为主，月经量较前减少，月经色可，无血块，带下减少，近两个月排卵期出现褐色白带，周身困倦乏力，畏寒，手足时热时凉，纳寐可，二便正常。查体：舌淡暗，苔薄黄，脉弦滑。既往史：发现甲状腺功能亢进 9 个月，坚持口服甲巯咪唑片治疗，每日 1 片，甲状腺功能控制尚可。月经史：初潮 13 岁，每次持续 5～6 天，月经周期 27～29 天，末次月经 10 月 23 日。婚育史：婚后 1 年，孕 0 产 0，工具避孕。

诊断：中医诊断：痛经。

治则：活血化湿，益气补肾，调和气血。

处方：桂枝茯苓汤加鬼箭羽 15g，荔枝核 30g，石见穿 15g，桑寄生 15g，独活 10g，益母草 15g，党参 15g，生黄芪 15g。8 剂，水煎，日两次温服。

二诊：2018 年 1 月 15 日。患者月经将至，乳房轻微胀痛，其余无明显不适，大便成形，1 次 / 日。查体：舌质红，苔黄腻，边有齿痕，脉弦细。药物组成：桂枝茯苓汤加鬼箭羽 15g，荔枝核 30g，石见穿 15g，炒王不留行 10g，瓜蒌 15g，郁金 15g，浙贝母 15g，生薏苡仁 30g，桑寄生 15g，败酱草 30g。6 剂，水煎，日两次温服。

三诊：2018 年 1 月 25 日。患者末次月经为 1 月 19～23 日，患者自诉经期前后无腹痛感，月经量、色正常，无血块，白带偏少。查体：

舌质淡暗，苔黄腻，脉弦滑。药物组成：桂枝茯苓汤加赤芍 15g，土茯苓 30g，炒桃仁 10g，牡丹皮 10g，桂枝 15g，石韦 15g，败酱草 30g，生薏苡仁 30g，桑寄生 15g。6 剂，水煎，日两次温服。

按语：患者痛经，月经量少，白带异常，经前乳胀，舌质偏暗，脉弦。考虑患者为寒湿瘀血阻滞，经脉不通所致，治疗选用桂枝茯苓汤为主方加减。桂枝茯苓汤具有活血化瘀、消癥化积、调和气血之功效；鬼见羽、荔枝核、石见穿、炒王不留理气散结，活血化瘀，是调经常用药；瓜蒌、郁金、浙贝母理气除胀，是治疗经前乳胀的常用药；石韦、败酱草、生薏苡仁清热利湿，是治疗下焦湿热的常用药；党参、黄芪益气补虚，防止伤正；桑寄生、独活祛风湿，补肝肾。治疗过程中，诸药随证加减使用，随访两个月，患者月经量色正常，无痛经，白带正常。

（三）痛经医案 3

郝某，女，27 岁。首诊日期：2018 年 10 月 31 日。

主诉：痛经 1 年余。

现病史：患者自产后开始痛经加重，首日痛重。色暗红，有血块，量多 2 天，7 日血止。手足凉，素畏寒，小腹凉，纳寐可，小便可，大便不干燥，2～3 日一行。查体：舌质暗淡，苔薄黄，脉弦紧。既往史：宫颈糜烂病史 1 年。月经史：14 岁初潮，周期 28 天，月经期 7 天，末次月经 10 月 16 日。产后 16 个月。

诊断：中医诊断：痛经。西医诊断：继发性痛经。

治则：经前期：温经散寒，养血通脉，疏肝理脾，滋补肝肾。月经期：活血化瘀，温经祛湿，散寒止痛。

处方：当归四逆汤合四逆散，加桑寄生 15g，肉苁蓉 15g。6 剂，水煎，日两次温服。

二诊：2018 年 11 月 21 日。患者末次月经 11 月 12 ～ 21 日，量多 4 天，其后逐渐减少，至今淋沥不尽。痛经明显减轻，血块稍多。带下略黄，手足凉，小腹凉，乏力，易疲劳，大便干 2 ～ 3 日一行。查体：舌质淡，苔薄黄，脉沉缓。处方：桂枝茯苓汤加败酱草 30g，生薏苡仁 30g，桑寄生 15g，独活 10g，鬼箭羽 15g，石见穿 15g。7 剂，水煎，日两次温服。

按语：患者痛经，色暗红，有血块，手足凉，素畏寒，小腹凉。纳寐可，小便可，大便不干燥，2 ～ 3 日一行。舌质暗淡，苔薄黄，脉弦紧。考虑为厥阴虚寒证，经前给予当归四逆汤（桂枝、当归、酒白芍、炙甘草、生姜、大枣、通草、细辛）温经散寒，养血通脉；合四逆散（柴胡、枳实、炙甘草、酒白芍）透解郁热，疏肝理脾；合用桑寄生、肉苁蓉滋补肝肾。二诊为月经期，治疗采用桂枝茯苓汤（桂枝、土茯苓、桃仁、牡丹皮、赤芍）活血化瘀消癥，合用薏苡附子败酱散（生薏苡仁、败酱草、用桑寄生代替附子）温经祛湿，散寒止痛；独活、桑寄生合用，补肝肾，祛风湿；鬼箭羽活血化瘀；石见穿活血化瘀，软坚散结。患者采用中药治疗两个月后，痛经乏力和小腹冷的症状明显改善，手足转温。

（四）痛经医案 4

吕某，女，19 岁。首诊日期：2018 年 12 月 12 日。

主诉：痛经 3 年。

现病史：3 年前开始出现痛经（经期 1 ～ 3 日），痛重（刀割样，坠痛），月经量多时痛重。偶有伴头晕、恶心。经量多，素畏热，困倦，偶有胃脘隐痛（平素胃脘不适），纳寐可，手足冷，二便尚调。查体：舌质淡，苔花剥，脉沉弱无力。既往史：年幼时体质较差，体弱多病，曾反复应用抗生素治疗。月经史：患者13岁初潮，每次经期7天，月经周期30天左右，末次月经11月30日。

诊断：中医诊断：痛经。西医诊断：继发性痛经。

治则：温经散寒，痛经止痛，寒热平调，降逆止呕。

处方：当归四逆汤合四逆散，加黄芩15g，党参15g，半夏6g。8剂，水煎，日两次温服。

按语：患者痛经重、量多，手足冷，以当归四逆汤加减治疗1月余，痛经明显改善，既往有反复使用抗生素病史，舌淡胖，脉沉弱无力，考虑为厥阴虚寒证，以当归四逆汤合四逆散温经散寒，痛经止痛；患者痛经伴有恶心，平时胃脘经常不适，合半夏泻心汤去黄连以寒热平调，降逆止呕。该患者用当归四逆汤加减治疗两个月，痛经明显缓解，胃痛恶心症状消失，手足转温，纳寐可，二便调，家长反映精神状态和学习状态均好转。笔者认为，该患者为虚寒性体质，辨证为厥阴虚寒证，平素一直用当归四逆汤治疗，因存在胃脘部痞闷不舒，故合用半夏泻心汤治疗。

（五）痛经医案5

李某，女，55岁。首诊日期：2019年1月30日。

主诉：痛经20余年，加重伴经期延长1年。

现病史：患者自述20多年前开始痛经，10年前诊断为子宫腺肌病，每次月经期严重腹痛，建议手术治疗，患者拒绝，平素口服止痛药治疗。近 1 年患者经期延长至 15 天左右，整个月经期均需要服用止痛药方可耐受，经量少，色暗，有大量血块。现小腹冰冷，寐差，入睡困难，大便干，1～2 日一行。查体：舌淡暗，苔黄腻，脉沉缓无力。

辅助检查：阴道彩超（盛京医院 2018 年 10 月 18 日）提示子宫大小 10.3cm×8.2×8.5cm，子宫内膜模糊，厚约 0.8cm，左侧卵巢大小 4.8cm×3.5cm，囊肿大小 2.7cm×2.8cm，右侧卵巢大小 2.4cm×1.4cm，宫区低回声团，注意子宫腺肌瘤或肌瘤，盆腔积液 2.5cm。CA125：93.180U/mL（盛京医院 2018 年 10 月 18 日）。既往史：贫血病史 10 余年。月经史：患者平素月经周期 30 天，月经期 3～5 天，量少，色暗，有血块。末次月经为 1 月 19～29 日。

诊断：中医诊断：痛经。西医诊断：继发性痛经，子宫腺肌病，子宫腺肌瘤，盆腔积液，贫血。

治则：温经散寒，养血活血，利湿化瘀。

处方：当归四逆汤合桂枝茯苓汤，加吴茱萸 8g，三棱 10g，莪术 10g，独活 10g，制附子 10g，炒白术 15g。8 剂，水煎，日两次温服。建议手术治疗，防止恶变。患者拒绝，要求中医保守治疗并签字。

二诊：2019 年 2 月 11 日。患者服药后小腹冷较前减轻，纳可，寐欠佳，入睡困难，易醒，二便调。查体：舌淡暗，苔薄黄，水滑，脉弦细无力。处方：当归四逆汤合桂枝茯苓汤，加吴茱萸 8g，三棱 10g，莪术 10g，独活 10g，制附子 10g，炒白术 15g，炮姜 15g，小茴香 15g。7 剂，水煎，日两次温服。

三诊：2019 年 2 月 25 日。患者诉末次月经 2 月 20 日至今，量较前稍有减少，色红，无血块，无痛经，小腹凉明显减轻，感冒 3 天，发热，自行服用退热药后热退，现轻微咽痛，偶尔咳嗽，有少量白痰。查体：舌淡，苔黄腻，脉沉涩。处方：当归四逆汤加仙鹤草 30g，三七粉 6g，金银花 15g，连翘 15g，乌梅 10g，穿山龙 20g，石韦 15g，防风 10g。4 剂，水煎，日两次温服。

四诊：2019 年 3 月 1 日。患者诉末次月经 2 月 20 ～ 27 日，量少，色红，无血块，无痛经，小腹凉减轻（自诉服药前像肚子里放了一块冰，经常是冷的），偶有前额和眉棱骨痛，纳可，夜寐好转，入睡不困难，二便调。查体：舌淡，苔薄黄，脉沉涩无力。患者因痛经长期口服止痛药，检查肾功能正常；尿常规提示红细胞（＋），白细胞（＋），尿蛋白（－）；泌尿系彩超示：双肾皮髓质界限欠清晰，实质回声变薄，集合系统紊乱，考虑与药物有关。处方：当归四逆汤合吴茱萸汤合薏苡附子败酱散。8 剂，水煎，日两次服。2019 年 4 月 4 日，患者自述两个月未痛经，末次月经为 3 月 28 日～ 4 月 3 日，量多，色暗红，有血块，略感痛经，可忍受，未服用止痛药，复查阴道彩超：子宫大小为 9.0cm×8.1cm×3.1cm，较前缩小。查体：舌淡暗，苔薄黄，脉沉。

按语： 子宫腺肌病指子宫内膜腺体和间质侵入子宫肌层，形成弥漫或局限性的病变，临床多见痛经、月经失调、不孕症等，属于妇科常见病和疑难病。随着现代科学技术的飞速发展，多种针对该疾病的先进治疗手段应用于临床，但均存在着应用受限、副作用大、易复发等明显弊端，故西医学主要还是以进行子宫切除的方式方将其治愈，但该疗法普遍不被广大患者所接受。笔者在应用中医药治疗该疾病方面有着自己独特的见解，且临床疗效确切。以该患者为例，患者痛经 20 余年，平素依靠口服止痛药，希望坚持到自然闭经后症状可痊愈，然临床患有子宫腺肌病的患者多数反不易闭经。该患者 55 岁，近 1 年经期延长至 15 天左右，整个月经期均需要服用止痛药方可耐受，肾脏彩超已可见药物性肾损伤。患者除痛经外，见小腹冰冷，寐差，入睡困难，大便干。笔者认为寒凝则痛，子宫腺肌病患者多有小腹冰冷，故以祛其里寒为总则。视患者舌脉：舌淡暗，苔黄腻，脉沉缓无力。经期血量少，血块多，此为寒凝血瘀，寒湿瘀滞已有化热之象。故以当归四逆汤温经散寒，养血通脉；合以桂枝茯苓汤以利湿活血；化瘀消癥，方中以赤芍、牡丹皮清血中郁热；以苓桂术甘汤健脾利湿；患者正值经期，故以三棱、莪术顺势逐血中之瘀；以吴茱萸汤温肝经，以独活、制附子温补肾阳。诸药合以温经散寒，养血活血，利湿化瘀。二诊患者自觉小腹凉好转，于上方基础上加炮姜以温宫，女子以肝为用，故加小茴香以暖肝。三诊患者正当经期，自述无痛经，小腹凉明显好转，因经期外感，去桂枝茯苓剂，以金银花、连翘、乌梅、穿山龙、石韦、防风疏风解表；患者经期延长，现为月经第6日，故以仙鹤草、三七粉活血养血止血，血止而不留瘀。四诊患者药两日后月经止，小腹凉减轻，寐好转，偶有前额和眉棱骨痛，故以当归四逆汤合吴茱萸汤加味，佐以败酱草、生薏苡仁利湿，制附子以温阳。患者自述经两个多月的治疗，未出现痛经，末次月经为3月28日～4月3日，经期7天，量多，色暗红，有少量血块，偶略感痛经，可忍受，未服用止痛药，复查阴道彩超示：子宫大小9.0cm×8.1cm×3.1cm，较前缩小。

（六）痛经医案6

王某，女，50岁。首诊日期：2019年2月11日。

主诉：痛经20余年，伴右下腹疼痛8个月。

现病史：患者自述20多年前开始出现痛经，遂就诊于本钢总医院，诊断为"子宫腺肌病"，未系统诊治，疼痛严重时自行口服止痛药治疗。8个月前患者非经期亦出现右下腹疼痛，欲在本钢总医院行子宫切除手术，因住院期间麻醉药过敏反应，最终未行手术治疗，于刮宫后出院，刮宫后8个月共来月经3次，量不多，痛经较前略改善。现症见：右下腹疼痛，大便干燥，排便不畅，总有尿意，尿失禁，嗳气，烧心，纳寐尚可。查体：舌红，苔薄黄，脉弦滑。辅助检查：阴道彩超提示子宫大小10.8cm×8.7cm×7.4cm，形态饱满，回声粗糙，不均匀。子宫后壁可见两个等回声团，较大者约5.8cm×5.0cm，边界不清，周边可见零星血流信号，内膜0.71cm，宫颈内可见几个囊性无回声，较大一个大小1.3cm×1.0cm，右侧卵巢4.4cm×1.4cm，左侧卵巢2.4cm×1.1cm。月经史：患者平素月经周期30天，月经期3～5天，量少，色暗，有血块。末次月经为1月24日。

诊断：中医诊断：痛经。西医诊断：继发性痛经，子宫腺肌病。

治则：破瘀通经，散结止痛。

处方：桂枝茯苓汤加鬼箭羽15g，荔枝核30g，石见穿15g，王不留行10g，败酱草30g，生薏苡仁30g，三棱10g，莪术10g，桑寄生15g，独活10g。8剂，水煎，日两次温服。

二诊：2019年3月4日。末次月经2月22日～3月2日，患者药后10天月经来潮，末次月经量多，色鲜红，无血块，经期右下腹疼痛，乏力，手心热，大便不成形，纳寐可，口干口渴。查体：舌红，苔黄腻，脉弦细数。今日复查阴道彩超：子宫大小为9.4cm×8.8cm×4.0cm，子宫较前缩小，后壁增厚，肌层回声粗糙、不均，子宫后壁可见两个等回声团，较大者5.4cm×4.3cm，边界不清，周边可见零星血流信号。子宫内膜0.31cm，宫颈厚2.7cm，囊性无回声，较大1.5cm×1.4cm。卵巢大小：右侧为3.0cm×1.6cm，左侧为3.0cm×1.4cm。处方：桂枝茯苓汤加败酱草30g，生薏苡仁30g，生黄芪30g，当归15g，党参15g，仙鹤草30g，桑寄生15g，女贞子15g，墨旱莲 15g。8 剂，水煎，日两次温服。

三诊：2019 年 4 月 1 日。患者末次月经为 3 月 20 ~ 22 日，量少，色暗，有少量血块，尿失禁好转，大便不成形，日两次，现症见：小腹不适，白带不多，寐差，易醒，乏力，烘热无汗出，心烦。查体：舌红，苔黄腻，脉弦细。处方：桂枝茯苓汤合二至丸合栀子豉汤合滋肾通关丸，加败酱草 30g，生薏苡仁 30g，生黄芪 30g，当归 15g，党参 15g，仙鹤草 30g，桑寄生 15g。8 剂，水煎，日两次温服。

四诊：2019 年 4 月 29 日。患者自述药后烘热乏力明显好转，月经未至，小腹隐痛，无白带，大便不成形，日两次，寐好转。今日复查阴道彩超：子宫大小为 7.6cm×7.2cm×6.6cm，子宫腺肌病，内膜 0.61cm。子宫明显缩小，痛经减轻明显，已不需止痛药。尿失禁痊愈，生活质量明显提高，对中医治疗充满信心，欲一直中医治疗直至闭经。

按语：子宫腺肌病是子宫内膜腺体和间质侵入子宫肌层形成弥漫或局限性的病变，属于妇科常见病和疑难病，相当于中医学的"痛经""癥瘕""不孕症"范畴。患者腹痛，尿频，子宫大小为 10.8cm×8.7cm×7.4cm，形态饱满，回声粗糙，不均匀，完全符合手术指征，患者因特殊体质，对麻醉药过敏，无法也不愿意做手术，故求助中医治疗。笔者临床治疗该病多采用《金匮要略》的桂枝茯苓丸，活血化瘀，缓消癥块。原方主治"妇人素有癥病，经断未及三月，而得漏下不止，胎动在脐上者"。方中桂枝温经散寒，活血通络；茯苓改为土茯苓，取其燥土利湿之功；牡丹皮、桃仁、赤芍活血化瘀，赤芍并能养血和营。首诊时患者以腹痛为主，舌红，苔黄腻，脉弦细数。考虑以气滞血瘀较重，故合用鬼箭羽、荔枝核、石见穿、王不留行和三棱、莪术，以活血化瘀，行气止痛。同时，加入败酱草、生薏苡仁健脾利湿，加入桑寄生、独活温补肝肾。二诊时患者腹痛，月经量多，乏力，手心热，大便不成形，纳寐可，口干口渴。舌红，苔黄腻，脉弦细数。考虑瘀血腹痛合并下焦阴虚火旺，治疗上合二至丸补腰膝，强肾阴，合败酱草、生薏苡仁健脾利湿，合当归、党参、黄芪、仙鹤草补气养血，合桑寄生补肝肾强筋骨。三诊时患者烘热心烦，以桂枝茯苓汤合二至丸合栀子豉汤合滋肾通关丸加减，以滋肾阴，清虚火，除心烦。四诊时患者烘热乏力明显好转，小腹隐痛，腰痛，无白带，大便不成形，寐差，易醒，醒后难以再入睡。治疗上合半夏泻心汤寒热同调，辛开苦降，散结除痞，合肉桂、吴茱萸、桑寄生、独活温肾固本，车前子利小便实大便，炒白术健脾止泻。患者服用中药治疗 3 个月后，子宫明显缩小，近 4 个月月经未行，B 超显示子宫缩小，子宫内膜变薄，提示闭经。

（七）痛经医案 7

张某，女，35 岁。首诊日期：2018 年 12 月 13 日。

主诉：痛经伴经期延长 6 年。

现病史：患者自 6 年前产后出现痛经（第 1～3 日），伴经期延长，量不多，色可，有少量血块，之后淋沥不尽，长达 10 余天。平素形体消瘦，畏寒，手足冷，易头晕头痛，偶尔心悸，活动后加重。纳可，寐浅易醒，二便调。查体：舌淡红，苔薄黄，地图舌，脉弦细。月经史：周期 28 天左右，月经期 7～11 天，末次月经 2018 年 12 月 11 日，现在处于经前第 3 天，6 年前顺产 1 子，健康。

诊断：中医诊断：痛经。西医诊断：继发性痛经。

治则：月经期：活血化瘀，化痰祛湿。月经后：温经散寒，养血祛瘀，温阳补肾。

处方：桂枝茯苓汤加败酱草 30g，生薏苡仁 30g，桑寄生 15g，独活 10g。5 剂，水煎，日两次温服。

二诊：2018 年 12 月 20 日。末次月经 12 月 11～20 日，量少，有血块，前两日痛经，足冷，寐差。查体：舌红裂纹，少苔，脉弦细。处方：温经汤加菟丝子 30g，羌活 10g，桑寄生 15g。5 剂，水煎，日两次温服。

三诊：2018 年 12 月 27 日。患者服药后手足冷减轻，月经后前 3 天白带多，颜色正常。温度变化后头晕，现寐可，大便可。查体：舌红，裂纹舌，少苔，脉弦细。处方：温经汤加菟丝子 30g，羌活 10g，桑寄生 15g，仙茅 10g，仙灵脾 15g。7 剂，水煎，日两次温服。

四诊：2019 年 2 月 18 日。患者末次月经为 2 月 6～14 日，痛经不明显，血块减少，量多两天，之后淋沥不尽，共持续 7 天，手足冷，两侧腹股沟处轻微疼痛，纳可，食欲特别好，体重增加 4kg，两颊色斑变淡，大便成形，夜寐一般。查体：血压 104/74mmHg，心率 77 次 / 分，舌红，苔花剥，脉弦细。处方及药物组成：桂枝茯苓汤加石韦 15g，败酱草 30g，生薏苡仁 30g，炮姜 15g，桑寄生 15g，仙茅 10g，仙灵脾 15g。6 剂，水煎，日两次温服。

按语：患者自 6 年前生产后经期延长，痛经（第 1～3 日），量不多，色可，有少量血块，之后淋沥不尽，长达 10 余天。平素形体消瘦，畏寒，手足冷，易头晕头痛，偶尔心悸，活动后加重。纳可，寐浅易醒，二便调。舌淡红，苔薄黄，地图舌，脉弦细。正值经期，给予化痰活血汤活血化瘀，化痰祛湿，加败酱草、生薏苡仁健脾利湿，桑寄生、独活补肝肾祛风湿。二诊、三诊为经后，患者足冷，寐差，形体消瘦，舌红裂纹，少苔，脉弦细。给予温经汤加减治疗，温经汤具有温经散寒、养血祛瘀之功效。主治冲任虚寒、瘀血阻滞证，合用菟丝子、羌活、桑寄生、仙茅、仙灵脾温阳补肾。四诊时患者自诉服用中药治疗后食欲特别好，体重增加 4kg，月经期缩短至 7 天左右，痛经明显改善，色斑变淡，纳寐可，二便调，仍手足冷，两侧腹股沟处轻微疼痛。给予桂枝茯苓汤活血化瘀消癥，败酱草、生薏苡仁健脾祛湿，炮姜、桑寄生、仙茅、仙灵脾温肾助阳。此后患者症状未再反复。笔者认为，经期活血治疗，能促进瘀血顺利排出，从而缩短月经期，经后补虚。调月经要随周期而变化，经前疏肝，经期活血，促进瘀血排出，使经血通畅，从而缩短经期。经后补肾阴，经前期补肾阳。

（八）月经过少医案

郭某，女，35 岁。首诊日期：2019 年 2 月 2 日。

主诉：月经量减少 1 年。

现病史：自述 1 年前人流后月经量逐渐减少，2 天即净，伴见手、眼、后颈部皮肤片状干裂脱皮，口干不渴，眼干，畏寒，小腹凉，形体消瘦，寐差，易醒。大便排不净感，每日 1 次。查体：面色暗沉，无光泽，舌淡嫩，水滑苔，左手寸关脉弦细尺弱，右寸脉滑关尺弱。

既往史：既往体健。月经史：患者平素月经周期 30 天，月经期 2～5 天，量少，色暗，无痛经，有血块。末次月经为 2 月 1 日，现月经第 2 日。婚育史：已婚，孕 4 人流 3 产 1，孩子现在 3 岁。

诊断：中医诊断：月经过少。西医诊断：月经过少。

治则：月经期：利湿化痰，活血祛瘀，补益肝肾。月经后：温经散寒，祛瘀养血，补益肝肾。

处方：①月经期：桂枝茯苓汤加鬼箭羽 15g，荔枝核 30g，石见穿 15g，炒王不留行 10g，三棱 10g，莪术 10g，桑寄生 15g。4 剂，水煎，日两次温服。②月经期后：温经汤加菟丝子30g，羌活10g，桑寄生15g。3剂，水煎，日两次温服。

二诊：患者自述服药后皮肤干裂脱皮无新发，自觉皮肤较前润泽，末次月经2月1～4日，量较前增多，色正常，无痛经，无瘀血块。现眼干手干口干，手足冷，多汗（冷汗），寐差，易醒。大便可，每日1次。查体：舌淡嫩，水滑苔，脉沉缓。处方：温经汤加菟丝子30g，羌活10g，桑寄生15g。10剂，水煎，日两次温服。

三诊：患者自述药后皮肤润泽，眼干、手干、口干明显好转，手足冷减轻，寐可，大便正常，每日1次。欲求膏方继续调整。

按语：患者中年女性，人流术后月经量逐渐减少，望诊可见其面色暗沉，无光泽，舌淡嫩，水滑苔，左手寸关脉弦细尺弱，右寸脉滑关尺弱，笔者辨其为冲任虚寒，寒湿瘀血阻滞之证。冲任虚寒，故畏寒、小腹凉；寒凝血瘀，故月经量少、色暗有血块；血瘀日久不去，新血不生，不能濡润，七窍、皮毛失于所养，则手、眼、后颈部皮肤片状干裂脱皮，口干，眼干；湿盛则大便排不净感，脉滑，水滑苔，口干不渴。首诊患者正值经期，故以化痰活血汤顺其势利湿化痰，活血祛瘀，加三棱、莪术助其排瘀之力，桑寄生以祛风湿、补肝肾。经期结束，则以温经汤温经散寒，祛瘀养血，佐菟丝子温补肾阳、羌活、桑寄生祛风湿，补肝肾。两方联用，结合患者自身阴阳转换枢机，调理其月经。二诊：患者自述月经减少明显好转，同时自觉皮肤变润泽，诸症皆改善，效不更方，继续以温经汤温经散寒，祛瘀养血。三诊患者诸症好转，笑言美容效果很好，可见笔者结合患者自身阴阳转换枢机治疗疾病，其效神奇。

（九）月经过多医案

张某，女，15岁。首诊日期：2019年2月19日。

主诉：月经量增多1周。

现病史：患者自诉2019年2月3日阴道少量出血，护垫即可，持续7天后停止出血，从2月12日起至今月经量多，有大血块，无明显腹痛和乏力感，无畏寒，自诉白天活动（尤其是起立时）后有大血块排出，夜间几乎无出血。纳寐可，大便成形，日1次。近1年身高增加10cm。查体：舌淡暗，苔薄黄，脉弦细数。辅助检查：血常规提示红细胞为$4.02×10^{12}$/L，血红蛋白123g/L，红细胞压积33.7%。阴道彩超示：子宫大小为6.3cm×5.3cm×4.4cm，内膜2.14cm。月经史：14岁（2018年10月）初潮，周期30天，月经期7～8天，量极少，护垫即可，2019年1月月经淋沥不尽20天，量少，色淡，无痛经。2月3～10日少量出血，停止2天后出现大量出血至今。

诊断：中医诊断：月经过多。西医诊断：功能失调性子宫出血。

治则：活血止血，益气补血。

处方：生黄芪30g，红参10g，益母草30g，当归15g，三七粉6g，仙鹤草30g。4剂，水煎，日两次温服。嘱卧床休息，出血量特别大，乏力、头晕时及时到医院就诊，服药后子宫内膜会继续剥脱，有大血块流出。

按语：考虑患者黄体功能不全，自初潮月经不畅，内膜剥脱不彻底，导致内膜持续增厚，子宫增大，最后出血量大，血块多，中医称之为血崩。该患者的治疗不能单纯止血，要活血止血，瘀血祛除血方能停止，同时加入黄芪和红参益气以统血固脱，防止血脱气耗；仙鹤草补虚，同时有止血功效；三七粉止血不留瘀。此方加减治疗出血量减少，月经周期规律。

（十）经期延长医案 1

梁某，女，16 岁。首诊日期：2019 年 1 月 28 日。

主诉：月经期延长 1 年。

现病史：患者自述 1 年前出现月经期延长的症状，最长 18 天，后服用中药后好转。此次患者末次月经 1 月 5 日，至今未净，现已 20 余日，量较多，色暗，中间曾停 2 天后再次流血，服用中西止血药后均无好转，现乏力，纳少，睡眠较晚，大便 1 ～ 2 天一次，偶尔便秘。

查体：舌红，苔薄黄，脉弦细无力。月经史：13 岁月经初潮，平素月经期 7 天，周期 20 ～ 25 天，量色正常，无痛经，有少量血块。

诊断：中医诊断：经期延长。西医诊断：功能失调性子宫出血。

治则：补气养血，活血止血，调理少阳，兼补胃气。

处方：生脉饮合栀子豉汤，加生黄芪 15g，仙鹤草 30g，益母草 15g，肉苁蓉 15g，仙茅 10g，仙灵脾 15g。5 剂，水煎，日两次温服。

二诊：服药两天后经血止，乏力减轻，手脚凉，纳寐可，大便 1 ～ 2 天一次，不干燥。查体：舌红，苔薄黄，脉弦细。处方：小柴胡汤合栀子豉汤合当归补血汤，加仙鹤草 30g，仙茅 10g，仙灵脾 15g。7 剂，水煎，日两次温服。

按语：笔者言，以制止体内外出血为主要作用的中药，称为止血药，现临床应用的止血药多以收敛止血为主，根据患者症状特点，尚有凉血止血、化瘀止血、补虚止血、温经止血之法，中医止血当辨其证。该病例患者即将参加中考，学习压力大，熬夜损伤心神，导致气阴亏虚，气虚血不固，故血溢于脉外，同时气随血脱，继续加重气虚，终至气血阴阳俱虚，症见乏力、纳少、便干。若此时收敛止血，则收效不大，且易于留瘀，故此时首要任务当补气养血以治其本。以生脉饮益气复脉，养阴生津；辅生黄芪以益气固脱，肉苁蓉、仙茅、仙灵脾补肾温经止血，令气血生化有源；加仙鹤草、益母草养血活血止血；同时以栀子豉汤清宣郁热除烦，清补以防瘀滞。诸药收放相合，共奏起效。二诊患者服药两天后经血止，乏力减轻，未用收敛之剂，而血自止。患者学习压力大，手脚凉，脉弦细，此为肝气不舒，气机瘀滞，故以小柴胡汤调理少阳枢机，兼补胃气。结合上方，加用当归补血汤以补气血。

（十一）经期延长医案 2

邹某，女，37 岁。首诊日期：2019 年 2 月 14 日。

主诉：月经延长 8 个月。

现病史：患者近 8 个月经期延长，约 10 天，前 5 日血少，第 5 日开始血量正常，血块量多，偶尔痛经，经前略乳房胀痛，平时精神不振，易疲劳乏力，偶有心烦心前区憋闷感，面色萎黄，面部色斑，纳寐可，二便调。1 月月经为 1 月 15～21 日，2 月月经为 2 月 12 日至今，量色可，现乏力，面色晦暗萎黄，周身乏力，精神不振，偶有心烦心前区憋闷感，面部色斑较明显。查体：舌淡暗，苔白腻，脉弦细。辅助检查：血红蛋白 77g/L，平均红细胞体积、压积浓度均下降。阴道彩超示：子宫低回声结节，子宫内膜增厚，回声不均，盆腔积液，子宫大小为 5.5cm×5.5cm×5.0cm，肌层回声欠均匀，内膜 1.68cm，宫颈囊性无回声，大小为 0.5cm×0.4cm，盆腔积液 1.5cm。2019 年 1 月 22 日刮宫病理示：子宫内膜单纯性增生伴息肉样增生。

诊断：中医诊断：经期延长。西医诊断：功能失调性子宫出血，盆腔炎，子宫内膜单纯性增生，贫血。

治则：活血化瘀，祛湿消癥，益气摄血，健脾补虚。

处方：桂枝茯苓汤，加败酱草 30g，生薏苡仁 30g，仙茅 10g，仙灵脾 15g，仙鹤草 30g，当归 15g，党参 15g，生黄芪 15g。6 剂，水煎，日两次温服。

按语：患者月经期延长，周身乏力、精神不振，面色晦暗萎黄，偶有心烦心前区憋闷感，面部色斑较明显。舌淡暗，苔白腻，脉弦细。考虑为寒湿瘀滞所致，给予桂枝茯苓汤合二仙汤加减。桂枝茯苓汤活血化瘀，祛湿消癥；败酱草、生薏苡仁健脾利湿泄浊；仙茅、仙灵脾温肾助阳；仙鹤草、当归养血止血；党参、黄芪益气摄血，健脾补虚，防止伤正。全方合用，攻补兼施，寒热同调。嘱患者保暖，禁食寒凉，调畅情志，根据月经周期给予中药调理，症状改善较快。

（十二）闭经医案

宫某，女，45 岁。首诊日期：2018 年 9 月 4 日。

主诉：停经 7 个月。

现病史：患者于 2018 年 1 月在当地医院行无痛人流术后，流血 2～3 天，在流产后月经至今未行。平素白带正常，偶有偏头痛，纳可，心烦，寐欠佳，二便尚调。查体：舌淡，苔薄黄，脉弦细。辅助检查：阴道彩超提示子宫内膜 0.61cm，子宫 5.5cm×4.9cm×3.6cm，子宫结节大小 0.5cm×0.4cm，双侧附件未见异常。月经史：14 岁初潮，月经期 4～6 天，周期 25～30 天，末次月经为 2018 年 1 月。平素月经量色等均正常。

诊断：中医诊断：闭经。西医诊断：继发性闭经。

治则：温经散寒，养血祛瘀，疏肝补肾。

药物组成：温经汤加菟丝子30g，羌活10g，柴胡10g，桑寄生15g。10剂，水煎，日两次温服。

二诊：2018年10月20日，以上方加减调服两个月，月经来潮。

按语：患者45岁，闭经7个月，偏头痛，舌淡，心烦，寐欠佳，给予温经汤加减治疗，温经汤原方出自《金匮要略》，具有温经散寒、养血祛瘀之功效。主治冲任虚寒、瘀血阻滞导致的崩漏、闭经、不孕症等妇科疾病，是临床常用的调经方剂。冲为血海，任主胞胎，二脉皆起于胞宫，循行于少腹，与经、产关系密切。本案患者有流产病史，人流后冲任受损，血凝气滞，月经不调（闭经）。当用温经散寒，祛瘀养血，兼清虚热之法。方中吴茱萸、桂枝、炮姜温经散寒，通利血脉；当归、川芎活血祛瘀，养血调经。牡丹皮既助诸药活血散瘀，又能清血分虚热；白芍养血敛阴，柔肝止痛；麦冬甘苦，微寒，养阴清热；三药合用，养血调肝，滋阴润燥，且清虚热，并制吴茱萸、桂枝之温燥。党参、甘草益气健脾，以资生化之源，阳生阴长，气旺血充；半夏、炮姜辛开散结，通降胃气，以助祛瘀调经；菟丝子、羌活、桑寄生祛风湿补肝肾，柴胡疏肝理气。诸药合用，共奏温经散寒、养血祛瘀、疏肝补肾之功。笔者认为，人流术后冲任受损，气血不足，易受风寒侵袭，温经汤具有温经养血化瘀之功，故用之取效。

（十三）带下病医案 1

马某，女，73岁。首诊日期：2018年9月3日。

主诉：带下过多9个月。

现病史：患者9个月前出现带下量多，无异味，不痒，无血带。半个月前曾于某医院诊断为"慢性宫颈炎，老年性阴道炎"。现症见：白带量多，色白，无异味，小腹酸痛不适。自诉白带最多时可瞬间湿透内衣，需经常更换卫生巾。自觉乏力，精神压力较大，夜寐差，大便正常。查体：舌质淡暗，苔薄白，脉弦细。既往史：高血压病史10余年，现未系统降压治疗。甲状腺功能减退症病史20余年，现每日服用优甲乐治疗。绝经25年。

诊断：中医诊断：带下病。西医诊断：慢性宫颈炎，老年性阴道炎。

治则：活血化瘀，祛湿化浊，温经散寒，补肾健脾。

处方：桂枝茯苓汤合薏苡附子败酱散合易黄汤。10剂，水煎，日两次温服。

二诊：2018年9月22日。患者诉白带减少，小腹稍温，乏力改善，夜寐好转。查体：舌淡暗，苔薄白，脉弦细。药物组成：继续予上方10剂，水煎，日两次服。

按语：患者为老年女性，绝经25年，出现带下过多，系统检查后未发现器质性病变。患者白带量多，色白，无异味，小腹酸痛不适。自诉白带最多时可瞬间湿透内衣，需经常更换卫生巾，自觉乏力，精神压力较大，夜寐差，大便正常。查体：舌质淡暗，苔薄白，脉弦细。考虑为湿浊下注所致，给予桂枝茯苓汤加减治疗。桂枝茯苓汤（桂枝、土茯苓、赤芍、牡丹皮、桃仁）具有活血化瘀、祛湿化浊之功；合薏苡附子败酱散温经散寒，通络止痛；合易黄汤（黄柏、芡实、山药、车前子、苍术、炒白术）补肾健脾，清热祛湿。本方以经方（桂枝茯苓汤、薏苡附子败酱散）为龙头，合时方易黄汤，寒热同调，重在利湿化浊。患者前后服用 1 个月，困扰 9 个月的白带问题得到有效控制，无明显不适。

（十四）带下病医案 2

王某，女，34 岁。首诊日期：2018 年 11 月 13 日。

主诉：阴道分泌物增多 1 年。

现病史：患者自述近 1 年阴道分泌物增多，色白，呈凝乳状，曾于外院妇科诊治，行人乳头瘤病毒检查（++），应用多种外用药物，无改善。纳寐可，小便可，大便不成形，无便意，2～5 天排便一次。查体：舌质红，苔薄黄，脉弦细。既往史：慢性萎缩性胃炎；腰椎间盘突出症病史两年；自述 3 天前于他院检查盆腔积液 3.8cm，子宫肌底结节。月经史：周期 30 天，月经期 3～5 天，量少，色暗，轻度痛经，有血块。末次月经为 10 月 23 日。

诊断：中医诊断：带下病。西医诊断：慢性宫颈炎，盆腔积液。

治则：温经利湿，活血化瘀。

处方：桂枝茯苓汤合薏苡附子败酱散，加石韦 15g，桑寄生 15g，独活 10g。6 剂，水煎，日两次温服。

二诊：药后阴道分泌物减少，色白，呈凝乳状，复查子宫附件超声提示盆腔积液减少至 2.6cm。伴见倦怠，手足凉，纳寐可，小便可，大便 2～3 日一行，无便意，质黏。月经将至，平素月经较少（产后），色暗，有血块。查体：舌质红，苔薄黄，脉弦细。处方：桂枝茯苓汤合薏苡附子败酱散，加石韦 15g，桑寄生 15g，独活 10g，党参 15g，生黄芪 15g，益母草 15g，炮姜 15g。7 剂，水煎，日两次温服。

三诊：患者自述药后第 2 日行经，量较前增多，色可，无痛经，少量血块，共 4 日，现月经净 3 日，带下量少，颜色质地正常，欲求继续调理。

按语：《傅青主女科》有述："夫带下俱是湿证。"目前治疗此病多以清利湿热治之，却忽略现代人体质寒热错杂，重用清热之品，导致人体阴阳失衡，其病反重，对于此病，笔者言勿忘温阳亦可化湿。白带乃湿盛而火衰，肝郁而气弱，阳虚脾土受伤，湿土之气下陷，是以精不守，不能化荣血以为经水，反变成白滑之物，由阴门直下，欲自禁而不可，故以桂枝茯苓汤以温经利湿，活血化瘀，加用败酱草、生薏苡仁辅助利湿，以制附子温阳化湿，加石韦、桑寄生、独活补肾，以助附子重燃命门之火，助其化湿。二诊患者带下减少，盆腔积液减少，将值经期，故加炮姜以温宫，加益母草活血祛瘀，调经利湿。三诊患者经期结束，诸症好转。

（十五）阴痒医案

张某，女，56 岁。首诊日期：2019 年 2 月 25 日。

主诉：外阴瘙痒 5 个月。

现病史：患者自述因小便时有失禁，常年使用卫生巾，5 个月前出现外阴瘙痒，有小丘疹，色红，夜间明显，带下正常，查分泌物 pH 呈碱性，口服中西药联合外用洗剂治疗，上症均无改善。现症见：外阴瘙痒，寐欠佳，入睡困难，纳可，小便失禁时作，大便稀，排不尽感，2～3 次 / 日。查体：舌质红，苔薄黄。脉沉涩。既往史：肛裂病史 5 个月，结肠溃疡病史 20 余年，慢性肾小球肾炎病史 3 年，冠心病病史 5 年。

诊断：中医诊断：阴痒。西医诊断：外阴瘙痒症。

治则：温经利湿，活血化瘀，养血通脉，疏肝理脾，补益肝肾。

处方：桂枝茯苓汤加石韦15g，败酱草30g，生薏苡仁30g，瓜蒌15g，浙贝母15g，苦参10g，蛇床子10g，桑寄生15g。6剂，水煎，日两次温服。

二诊：患者服药后阴痒好转，夜寐好转，小便略频，大便稀，排便费力，2～3次/日。查体：血压144/96mmHg，心率70次/分，舌红，苔薄黄，脉弦滑。处方：桂枝茯苓汤合当归四逆汤合四逆散，加酒大黄6g，桑寄生15g，肉苁蓉15g。6剂，水煎，日两次温服。

三诊：药后外阴瘙痒好转，排气、排便较之前通畅，夜寐好转。现症见：外阴、肛门有裂口，无红疹，表皮色红。查体：舌质红，苔黄腻，脉弦细。处方：效不更方。前方守服。

按语：外阴瘙痒，夜间重，瘙痒重者见皮肤抓痕，导致患者坐立不安，影响睡眠和正常生活工作，给患者造成了极大的心理负担。临床治疗该病，多针对其病原体，重视使用外用药，笔者认为，正气存内，邪不可干，一切外在病理表象均因自身阴阳失调所导致，故治本当以调节自身体质。该患者体内湿气较重，日久化热，湿热下注，困于肝经，则外阴瘙痒；湿热下迫大肠，则大便稀，有排不尽感；无风不作痒，治风先治血，血行风自灭，且久病必瘀，故止痒勿忘养血活血，故治以桂枝茯苓汤温经利湿、活血化瘀，加败酱草、生薏苡仁辅助利湿；石韦清利湿热兼补肾；瓜蒌、浙贝母清热毒，开郁散结；桑寄生补益肝肾；同时加入效药苦参、蛇床子以清热燥湿，杀虫止痒。二诊：患者药后阴痒等诸症好转，小便略频，大便稀，排便费力，2～3次/日。女子以肝为用，肝藏血，主疏泄，故加当归四逆汤以温经散寒，养血通脉，合四逆散以疏肝理脾，加桑寄生、肉苁蓉补肝肾，酒大黄活血通腹气，共奏攻补兼施之效。三诊：患者外阴瘙痒、夜寐、排气、排便均较前好转。

（十六）癥瘕医案

张某，女，22 岁。首诊日期：2019 年 1 月 21 日。

主诉：发现小腹内包块 3 天。

现病史：患者 3 天前体检时发现左附件无回声团，大小约 8.5cm×5.5cm，边界清，内见多个分隔，近 3 个月体重增加了 1.5～2kg，贫血，畏寒，小腹冷痛，纳寐可，近半个月大便干燥，呈球状，日 1 次，尿频，手足不温。面部痤疮 1 年。西医建议手术切除，患者及家属不同意，请求中医保守治疗。查体：舌淡，苔黄腻，脉沉涩。月经史：14 岁初潮，月经期 6 天左右，周期 25～35 天，末次月经 2019 年 1 月 13 日。

诊断：中医诊断：癥瘕。西医诊断：左附件巨大囊肿。

治则：温经通阳，活血化瘀，化痰利湿，软坚散结。

处方：五苓散合桂枝茯苓汤，加鬼箭羽 15g，荔枝核 30g，石见穿 15g，炒王不留行 10，败酱草 30g，生薏苡仁 30g，山慈菇 10g，桑寄生 15g，独活 10g。6 剂，水煎，日两次温服。

二诊：2019 年 2 月 1 日。患者服药后大便不干燥，面部痤疮减轻，尿频，纳寐可。查体：舌淡暗，苔薄黄，脉沉涩。处方：五苓散合桂枝茯苓汤，加鬼箭羽 15g，荔枝核 30g，石见穿 15g，炒王不留行 10，败酱草 30g，生薏苡仁 30g，山慈菇 10g，桑寄生 15g，独活 10g，三棱 8g，莪术 8g，制附子 8g。8 剂，水煎，日两次温服。

三诊：2019 年 2 月 13 日。患者服药后尿频好转，面部痤疮有新起，纳寐可，大便干，成球状，日 1 次。末次月经为 1 月 13 日。查体：舌淡暗，苔黄腻，脉弦滑。药物组成：桂枝茯苓汤合薏苡附子败酱散，加鬼箭羽15g，荔枝核30g，石见穿15g，炒王不留行10g，三棱10g，莪术10g。7剂，水煎，日两次温服。

四诊：2019年2月22日。末次月经2月16～20日，经前腹痛，月经两色可，轻微痛经，尿频好转，面部有少量新起的痤疮。查体：舌淡，苔薄黄，脉弦滑。处方：桂枝茯苓汤加败酱草30g，生薏苡仁30g，鬼箭羽15g，荔枝核30g，石见穿15g，山慈菇8g，炒王不留行10g，路路通15g，浙贝母15g，桑寄生20g。7剂，水煎，日两次温服。

按语： 本案患者22岁，未婚，大四学生，面临实习，体检发现左附件巨大囊肿后，西医建议手术治疗，患者母亲和患者本人坚决反对，抱着一线希望到笔者处求助。患者小腹冷痛，心烦，尿频，畏寒，手足不温，面部有痤疮，近半个月大便干燥，呈球状，日1次，纳寐可。舌淡，苔黄腻，脉沉涩。考虑为寒湿瘀滞所致，给予五苓散温阳化气利湿；化痰活血汤活血化瘀，健脾化痰；独活、桑寄生祛风湿，补肝肾；败酱草、生薏苡仁清热祛湿，消肿化脓；山慈菇软坚散结，善消有形之积。二诊时患者大便不干燥，面部痤疮减轻，尿频，纳寐可，舌淡暗，苔薄黄，脉沉涩。在原方基础上，加三棱、莪术活血化瘀，行气止痛，加附子温经通阳。患者坚持服药两月余，小腹冷痛、尿频、心烦、痤疮和便秘均改善，复查子宫附件彩超，附件囊肿较治疗前有所减小，目前继续中药调理中。

（十七）绝经期前后诸病医案 1

孙某，女，50岁。首诊日期：2018年2月26日。

主诉：烘热汗出1个月。

现病史：患者诉 1 个月来面部烘热出汗，以颈、背、腰和腋下为主，怕热，汗出后身冷，记忆力减退。纳可，夜寐差，夜间盗汗心烦早醒，二便调。查体：舌淡紫，苔薄黄，脉弦滑。辅助检查：阴道彩超提示子宫大小为 4.58cm×2.63cm×3.33cm，内膜 0.42cm，右侧卵巢大小 2.1cm×1.1cm，左侧卵巢大小 2.1cm×1.2cm。月经史：患者平素月经周期 28～30 天，月经 4～5 天，近 1 年来月经量减少，色可，无痛经，末次月经为 2019 年 1 月 14 日。

诊断：中医诊断：绝经期前后诸证。西医诊断：更年期综合征。

治则：温补肾阳，滋补肾精，清泻相火，调理冲任，养心安神。

处方：二仙汤合二至丸合滋肾通关丸合甘麦大枣汤，加丹参 15g，菟丝子 15g，羌活 10g，生牡蛎 30g，鹿衔草 15g。6 剂，水煎，日两次温服。

按语：本方为二仙汤合二至丸合滋肾通关丸合甘麦大枣汤加减而成。二仙汤可以温肾阳，补肾精，泻相火，调冲任。方中仙茅、仙灵脾、巴戟天温肾阳，补肾精；黄柏、知母泻肾火，滋肾阴；当归温润养血，调理冲任。全方配伍补阳药与滋阴泻火药同用，改善阴阳俱虚于下，而又有虚火上炎的潮热心烦失眠等症状。二至丸由女贞子、墨旱莲组成，具有补益肝肾、滋阴止血之功，用于肝肾阴虚之多汗、颜面潮红等症，加入菟丝子增强补肾之功。滋肾通关丸出自《兰室秘藏》，原方主治阴虚火旺，同时肾阳不足，气化失调，水液代谢紊乱引起的疾病。黄柏清肾中伏热，补水润燥为君；知母苦寒，润肺经泻肾火；二药合用，能清湿热，滋肾阴，以泻下焦相火；肉桂辛热，三药合用，寒热并用，助命门之火，增强机体气化作用。甘麦大枣汤出自《金匮要略》，原治妇人脏躁，喜悲伤欲哭，具有养心安神、和中缓急之功效。方中浮小麦为君药，养心阴，益心气，安心神，除烦热。甘草补益心气，和中缓急，为臣药。大枣甘平质润，益气和中，润燥缓急，为佐使药。加入鹿衔草、生牡蛎，以增强止汗之功。诸方合用，共奏滋阴潜阳、清热除烦、养心安神之功。

（十八）绝经期前后诸证医案 2

刘某，女，46 岁。首诊日期：2018 年 1 月 9 日。

主诉：月经紊乱烘热汗出 6 个月。

现病史：患者自诉 6 个月来月经紊乱，经期偶有延长，可达 15 天左右，经量可，色红有血块，经前腰酸痛。伴烘热汗出，出汗与活动无关，盗汗自汗均有，上身汗明显，耳鸣，心烦易怒，口干喜饮。1 个月前感冒口渴明显，现鼻塞，有少量黄涕，纳可，寐一般，多梦，大便成形，日 1 次，夜尿 2 次 / 日。查体：血压 105/74mmHg，心率 77 次 / 分，舌质红，苔薄黄，脉弦细。既往史：既往体健，否认高血压、糖尿病病史。

诊断：中医诊断：绝经期前后诸证。西医诊断：更年期综合征。

治则：疏肝理脾，养血调经，滋阴安神。

处方：百合地黄知母汤加柴胡 10g，当归 15g，酒白芍 15g，醋香附 10g，郁金 15g，鬼箭羽 15g，荔枝核 30g，石见穿 15g，炙甘草 10g，浙贝母 15g，瓜蒌 15g，石菖蒲 15g，远志 15g，党参 15g，生黄芪 15g，炒王不留行 10g。6 剂，水煎，日两次温服。

二诊：2018 年 1 月 17 日。患者自述盗汗减轻，耳鸣、口干改善，腰略酸软，仍感倦怠乏力，纳寐可，大便正常。查体：舌质暗，苔少，脉弦细。辅助检查：阴道彩超提示子宫大小为 4.1cm×3.8cm×3.3cm，内膜 0.52cm，盆腔少量积液。药物组成：六味地黄汤加白芥子 15g，墨旱莲 15g，菟丝子 30g，羌活 10g，丹参 15g，瓜蒌 15g，知母 10g，炙甘草 10g。6 剂，水煎，日两次温服。

按语： 患者以月经紊乱、烘热汗出、耳鸣等为主症，治疗上以柴胡、当归、酒白芍等（逍遥散加减）疏肝理脾，养血调经，配合百合地黄知母汤滋阴降火安神；香附、鬼箭羽、荔枝核、王不留理气活血；石菖蒲、郁金、远志清利头目，安神定志；党参、黄芪益气补虚，多方调理。后期治疗考虑肝肾阴虚为本，以六味地黄汤加减，加菟丝子、墨旱莲、知母等滋阴清热之品，加入丹参活血，瓜蒌宽胸等。随访两个月，患者自然闭经，心烦、潮热、盗汗、耳鸣等症状改善，困倦乏力减轻，纳寐可，二便调。

伍 肺系疾病医案

考究古代中医文献，对咳喘的认识由来已久，散见于"久咳""久嗽""喘鸣""上气""呷嗽""哮吼"等部分的论述中。中医古籍中最早有关咳喘的论述见于《黄帝内经》。《素问·逆调论》说："夫不得卧，卧则喘者，是水气之客也。"《素问·玉机真脏论》云："秋脉……不及则令人喘，呼吸少气而喘。"《素问·痹论》说："肺痹者，烦满喘而呕。"再如《素问·阴阳别论》云："起则熏肺，使人喘鸣。"《金匮要略·肺痿肺痈咳嗽上气病脉证并治》云："咳而上气，喉中水鸡声，射干麻黄汤主之。"《诸病源候论》称其为"上气鸣息""呷嗽"。金元以前，哮证与喘证统属于咳喘一门，没有分门别类。宋代王执中在《针灸资生经》中首次提到哮喘之名，但无详细论述。"哮"与"喘"证分开论述，源自明代《医学正传》："哮以声响名，喘以气息言。夫喘促喉间如水鸡声者谓之哮，气促而连续不能卧息者谓之喘。"后世医家鉴于哮必兼喘，故统称为哮喘。尽管咳喘在中医学中有很多不同的病名，归纳起来无非有两类，一是以主症命名，如"呷嗽""喘鸣""哮喘"等；二是以病机命名，如"上气"。

据《伤寒论》和《金匮要略》原文的论述，咳喘因归纳起来主要有外邪、痰饮和正虚三个方面，外邪有风寒、风热之分，痰饮有寒痰、热痰之别，正虚有阴虚、阳（气）虚之异，三者可以单独为患，也可以相兼致病，从而形成外邪袭肺咳喘、外邪内饮咳喘、痰浊壅肺咳喘、阳（气）虚停饮咳喘和阴虚肺热咳喘。咳喘的病因虽有不同，但病机则一，皆由"上气"即肺气上逆所致。

1. 临床治疗咳喘多从脾胃论治

《素问·咳论》曰："五脏六腑皆令人咳，非独肺也。"《黄帝内经》将咳嗽的病机概括为："皆聚于胃，关于肺，使人多涕唾，而面浮肿气逆也。"笔者依据《黄帝内经》关于咳嗽的论述，临床治疗咳喘多从脾胃论治，多选用半夏泻心汤。《伤寒论》曰："伤寒五六日，呕而发热者，柴胡汤证具，而以他药下之，柴胡证仍在者，复与柴胡汤。此虽已下之，不为逆，必蒸蒸而振，却发热汗出而解。若心下满而硬痛者，此为结胸也，大陷胸汤主之；但满而不痛者，此为痞，柴胡不中与之，宜半夏泻心汤。"半夏泻心汤为伤寒误下之用，笔者多用以方调理中焦寒热错杂、上下不通之痞证，中焦气机通则诸症痊愈。另外，笔者认为现代人多过食肥甘厚味，"以酒为浆，以妄为常"，以致脾胃损伤，升降功能失常，体内聚湿生痰，脾为生痰之源，肺为贮痰之器，治疗肺系疾病同样应重视调理脾胃。

2. 治疗哮喘重视伏邪为病

"伏邪，是指藏伏于体内而不立即发病的病邪"，笔者认为这是一种人体以前感受的邪气，藏伏体内，尚处于未发之状态。当人体感受外邪时，多面临三种转归途径，一则正气充沛，邪气外出而痊愈；二则正气虚损，邪气入里耗损真阴真阳而亡；另外一种则较为特殊，为正气邪气皆虚，交争不下，而至正邪共存于体内，待正气虚极，邪气伺机而发。邪气不除，日久成形，则攻之乏效，由于西医学手段的介入（激素、抗生素的应用），使疾病在表证阶段，失于透发，而是应用激素、抗生素之类的寒凉之品，将病邪压入体内，此种伏邪状态普遍存在于广大患者中，笔者结合自己的丰富临床经验，以《伤寒论》六经辨证，用大青龙汤、小青龙汤透邪外出，将伏邪理论应用于咳喘的治疗中，使多年的哮喘得以根治。

（一）咳嗽医案 1

李某，女，8 岁。首诊日期：2018 年 5 月 22 日。

主诉：咳嗽两周。

现病史：患者两周前感冒后出现咳嗽，咳黄痰，流清涕，自行服用念慈庵止咳糖浆，症状无改善。无发热，纳寐可，大便略干，排便不畅。舌淡暗，苔薄黄，脉弦滑。既往史：过敏性鼻炎多年。辅助检查：血常规大致正常。

诊断：中医诊断：咳嗽。西医诊断：感冒。

治则：解表清里，宣肺止咳。

处方：麻杏石甘汤合小青龙汤加味。药物组成：炙麻黄 6g，杏仁 10g，生石膏 30g，桂枝 8g，白芍 10g，法半夏 8g，炙甘草 10g，生姜 10g，细辛 3g，五味子 8g，穿山龙 15g，石韦 10g。7 剂，水煎，日两次温服。

二诊：2018 年 5 月 30 日。药后咳嗽减轻，晨起咳嗽，有黄痰，纳差，寐可，大便成形，日两次，偶有尿床。舌淡暗，舌体胖大，舌尖红，苔薄黄，脉弦滑。处方：效不更方，继服上方 6 剂痊愈。

按语：麻杏石甘汤出自《伤寒论》，具有辛凉宣泄、清肺平喘之功效，是用于治疗表邪未解，邪热壅肺之喘咳的基础方，小青龙汤原为治疗外寒里饮证，具有解表散寒、温肺化饮之功。穿山龙和石韦具有祛风利湿、止咳、抗过敏的作用。笔者认为，儿童感冒咳嗽初期要宣发肺气，不可敛肺止咳，防止肺气郁闭，久咳不愈，表证不明显时方可收敛。方中五味子与白芍配伍，一散一收，既可增强止咳平喘之功，又可制约诸药辛散温燥太过之弊；散中有收，开中有合，使风寒解，水饮去，宣降复，则诸症自平。本案患者因咽喉痒于 2019 年 1 月 2 日复来我处就诊。无明显诱因咽痒即咳，持续有半个月，晨起重，痰色黄不易咳出，鼻塞流黄涕，身热，寐差，早上食欲差，大便干，2～3 天排便一次。辅助检查：血常规提示白细胞为 $10.7×10^{12}$/L，中性粒细胞比率 73.2%，淋巴细胞比率 17.1%。查：舌红，苔薄黄，脉弦滑。治则：温肺化饮，下气祛痰。处方：射干麻黄汤加味。药物组成：射干 15g，炙麻黄 3g，款冬花 15g，紫菀 10g，五味子 10g，干姜 6g，法半夏 6g，细辛 5g，柴胡 10g，黄芩 15g，鱼腥草 20g，生甘草 10g，穿山龙 20g，石韦 15g。5 剂，水煎，日两次温服。

按语：射干麻黄汤出自《金匮要略》，具有温肺化饮、下气祛痰之功效。原方主治寒痰郁肺结喉证。症见咳嗽，气喘，喉间痰鸣似水鸡声，方中麻黄宣肺温肺，化饮散寒，止咳平喘，开达气机；寒饮结喉，以射干泻肺降逆，利咽散结，祛痰化饮，其为君药。寒饮内盛，以细辛温肺化饮，温宣肺气；肺主宣降，以款冬花宣肺化饮止咳；紫菀泻肺止咳，降逆祛痰，温化寒饮，调畅气机，与款冬花相配，一宣一降，调理肺气；痰饮蕴结，以法半夏醒脾燥湿化痰，温肺化饮，利喉涤痰；干姜温肺化饮，畅利胸膈，助法半夏降逆化痰，共为臣药。肺气上逆，以五味子收敛肺气，使肺气宣降有序，兼防宣发降泄药伤肺气，为佐药。配合柴胡、黄芩、鱼腥草、生甘草清泄肺热，穿山龙和石韦具有祛风利湿、止咳、抗过敏的作用。笔者认为，过敏性鼻炎、哮喘是一种病在不同部位的表现，根本原因是肾水太寒，上犯清窍，外感风寒日久入里化热，寒热虚实错杂而为病，在治疗过程中可能会出现发热或皮疹加重等外在表现，这是少阴寒邪从太阳表证外出的表现，千万不要急于清热或使用抗生素，否则容易使寒邪再次内陷。

（二）咳嗽医案 2

董某，男，59 岁。首诊日期：2018 年 12 月 11 日。

主诉：患者反复咳嗽 10 年。

现病史：患者咳嗽反复发作 10 年，每年冬季咳嗽加重，夜间咳重，多为干咳无痰，无发热，纳可，入睡困难，易醒（因频繁咳嗽），偶尔胸痛，大便成形，日 1 次。舌红绛紫暗，苔黄腻，脉弦硬。既往史：否认糖尿病、高血压病史。吸烟 40 余年，每天 40 支左右。辅助检查：胸部 CT 提示慢性支气管炎伴双肺炎症、支气管扩张、肺气肿。

诊断：中医诊断：咳嗽。西医诊断：慢性支气管炎。

治则：辛开苦降，宽胸理气。

处方：半夏泻心汤加瓜蒌 15g，薤白 10g，柴胡 10g，赤芍 15g，穿山龙 20g，石韦 15g，乌梅 10g，防风 10g，合欢皮 30g。6 剂，水煎，日两次温服。

二诊：2018 年 12 月 19 日。咳嗽明显减轻，少痰不易咳出，略喘，胸闷，无胸痛，寐仍欠佳，纳可，二便调。查：舌红，苔黄腻，脉弦细。处方：苓桂术甘汤合栝楼薤白半夏汤合千金苇茎汤加减。药物组成：茯苓 30g，桂枝 15g，炒白术 15g，炙甘草 10g，瓜蒌 15g，薤白 10g，法半夏 10g，合欢皮 30g，芦根 30g，冬瓜仁 15g，生薏苡仁 30g，桃仁 10g，穿山龙 20g，石韦 15g，浙贝母 15g。7 剂，水煎，日两次温服。

按语： 首诊患者咳嗽日久，病情虚实夹杂，寒热错杂，治疗从中焦脾胃入手，以半夏泻心汤为主方，寒热平调，散结除痞，合栝楼薤白半夏汤宽胸理气，合小柴胡汤和解少阳，加入穿山龙、石韦清热利湿，乌梅防风祛风止咳。据现代使用反馈，乌梅、防风、穿山龙、石韦具有较好的抗过敏、调节免疫作用，对呼吸系统疾病和皮肤病均有较好的治疗作用，合欢皮疏肝解郁助眠。二诊为苓桂术甘汤（治疗痰饮）合栝楼薤白半夏汤（胸痹不得卧，心痛彻背）合千金苇茎汤（原治肺痈）加减而成，合欢皮疏肝解郁助眠，穿山龙、石韦清热利湿化痰，浙贝母软坚散结化痰。其后又以半夏泻心汤加减治疗 1 个月，咳喘消失，胸痛偶尔发作，纳寐佳，二便调。笔者认为，该患者慢性咳嗽 10 年，先用小柴胡汤、半夏泻心汤调畅中焦气机，继用苓桂术甘汤温化寒饮，慢性咳嗽在中医辨证属痰饮，苓桂术甘汤体现了"病痰饮者，当以温药和之"的治疗原则，属于治本的方法。

（三）咳嗽医案 3

孙某，男，64 岁。首诊日期：2017 年 12 月 30 日。

主诉：口干渴 6 年，咳嗽 1 周。

现病史：患者 6 年前出现口干渴，经检测血糖轻微异常，一直服用中药控制血糖，效果良好。1 周前感冒后出现咳嗽，咳白痰，在社区医院使用抗生素治疗 5 天，症状无明显改善。现症见：眠差，阵发性胸闷气短，纳一般，二便尚调。既往史：2 型糖尿病病史 6 年；2013 年 8 月在中医院诊断为冠心病，平时心律不齐，心率偏快；高血压病史4年，间断口服降压药。查：血压150/95mmHg，舌暗红，苔黄腻，脉沉涩。辅助检查：自测空腹血糖8.0mmol/L。

诊断：中医诊断：咳嗽，消渴。西医诊断：急性支气管炎，糖尿病。

治则：苦降辛开，祛痰宽胸。

处方：半夏泻心汤合栝楼薤白半夏汤，加赤芍15g，夜交藤30g，合欢皮30g，乌梅10g，防风10g，葛根30g，天麻10g，钩藤30g。6剂，水煎，日两次温服。

按语：患者口干渴，舌暗红，苔黄腻，脉沉涩，考虑为脾胃湿热导致的脾瘅，治疗给予半夏泻心汤寒热平调，辛开苦降，瓜蒌、薤白宽胸理气；夜交藤合欢皮养血安神；乌梅酸敛化阴生津，防风辛温散风祛湿，二者合用，具有很好的抗过敏和降糖作用；葛根、天麻、钩藤平肝息风。服用6剂中药后，患者诸症消失。嘱运动，控制饮食，定期监测血糖。该患者患外感病，但有内伤病的基础，用半夏泻心汤外感内伤同治，药后咳嗽愈，血糖下降。

（四）痰饮医案

陈某，女，50岁。首诊日期：2019年1月10日。

主诉：背脊畏寒半年余。

现病史：患者2018年7月患肺脓肿，咳嗽咳黄痰，经抗生素治疗后脓肿消失，但出现后背畏寒不适，背寒明显时即伴咳嗽，自服多种中西药物，背寒无改善，遂就诊于我处。平素大便稀溏。舌紫暗，体胖大，苔黄腻，脉沉涩。

诊断：中医诊断：痰饮。西医诊断：肺脓肿。

治则：温肺化饮，健脾利湿。

处方：柴胡桂枝干姜汤合苓桂术甘汤，加法半夏 10g，细辛 5g，党参 15g。6 剂，水煎，日两次温服。

二诊：2019 年 1 月 21 日。上方服后，未见咳嗽发作，背脊畏寒明显好转，舌体不适减轻，纳寐尚可，二便尚调。舌质淡暗，苔薄黄，脉弦细。药物组成：柴胡桂枝干姜汤加党参 15g，炒白术 15g，石菖蒲 15g，郁金 15g，远志 15g。6 剂，水煎，日两次温服。

按语：本方为柴胡桂枝干姜汤合苓桂术甘汤加味组成。本案患者有肺脓肿，咳黄痰本为肺热之证，治疗中过用寒凉（长期使用抗生素），使热邪暂时蛰伏在体内，成为痰饮，每遇外寒诱发则复发（咳嗽），后背为阳中之阳，后背遇寒为阳气受损，卫外功能减退，所以患者出现后背遇寒即咳的症状。苓桂术甘汤为治疗痰饮证的基本方剂，符合"病痰饮者，当以温药和之"的治疗原则。咳嗽，舌体胖大，大便溏，均为痰湿内盛的表现。柴胡桂枝干姜汤由柴胡、桂枝、干姜、天花粉、黄芩、牡蛎、炙甘草组成，具有和解散寒、生津敛阴的功效。法半夏、干姜、细辛能温肺化饮；法半夏、茯苓、白术能健脾祛湿，杜绝生痰之源；全方合用能标本兼治，脾得健运，痰湿得化，咳嗽自止。笔者认为，抓主症，后背遇寒即咳，《金匮要略》"心下有痰饮，其人背恶寒如掌大"，背恶寒为抗生素治疗后伤其阳气，痰饮内停胸中，病位在少阳、太阴，故用柴胡桂枝干姜汤合苓桂术甘汤治疗。

（五）鼻渊医案

何某，男，4 岁。首诊日期：2018 年 11 月 22 日

主诉：鼻窦炎反复发作 1 年。

现病史：患者 1 年前鼻窦炎反复发作，鼻塞重，流黄涕，打鼾，多由感冒诱发。半月前于某医院诊断为腺样体肥大，建议手术治疗。因家长不愿手术，遂经他人介绍来诊我处。现症见：鼻塞，声重，寐时打鼾，纳寐可，二便尚可。查体：舌绛紫，苔薄黄，脉弦细。

诊断：中医诊断：鼻渊。西医诊断：鼻窦炎，腺样体肥大。

治则：化瘀祛湿，清宣开窍。

处方：桂枝茯苓汤加味。药物组成：桂枝 5g，土茯苓 10g，石韦 6g，牡丹皮 6g，桃仁 6g，赤芍 8g，白芷 8g，连翘 10g，金银花 10g，甘草 6g，黄芩 10g，辛夷 10g，葛根 8g，皂角刺 8g。5 剂，水煎，日两次温服。

二诊：2018 年 12 月 3 日。鼻塞通畅，母亲述其症状大减，偶有黄涕，咽中有痰，痰量不多，口气略重，活动后汗多，纳寐可，二便调。查体：舌质淡暗，苔水滑。处方：上方继服 5 剂巩固治疗。药后于市中心医院复查，提示腺样体肥大已经消失。

按语：患儿为湿热瘀血体质，鼻塞重，流黄涕，打鼾，口气重，汗多，舌绛紫，苔薄黄，脉弦细，考虑为湿热内蕴，复感外邪引发所致，给予桂枝茯苓汤（桂枝、土茯苓、牡丹皮、桃仁、赤芍）清热利湿；葛根、白芷、辛夷解表散邪，通利鼻窍；连翘、金银花宣散风热；黄芩清肺泻火；皂角刺托毒排脓；诸药合用，宣上、畅中、泄下，清热、解表、透邪、通窍、祛湿、解毒。10 剂中药服完后诸症消失，无不适感，复查提示腺样体肥大已经消失。反复鼻窦炎、腺样体肥大是儿童常见病，西医一般采用手术的办法，风险大，复发率高，患者比较痛苦，采用中药治疗见效快、创伤小、无痛苦，具有非常明显的优势。笔者认为，桂枝茯苓汤不但能化下焦胞宫的瘀血阻滞，而且能化鼻腔的瘀血阻滞，属于上病下治法。

陆 杂病医案

所谓疑难病，"疑"就是疑惑，犹豫不决；"难"是艰难的，不容易。《伤寒论》中诸多"难治、难愈、不治、死不治、死"的名词，代表诸症之难；《素问·玉机真脏论》中指出："形气相得，谓之可治；形气相失，谓之难治。"《灵枢·九针十二原》云："疾虽久，犹可毕也。言不可治者，未得其术也。"对中医而言，疑难病主要是指病机错综复杂，因而疑惑不解，辨证不清，诊断与辨病难。对病证而言，难主要指治疗上困难，久治无效。

所谓经方，亦即经验之方，它是前人在医疗过程中久经实践、反复验证的有效方剂。现多指汉代张仲景《伤寒杂病论》中之方剂。一些人对中医有两点质疑，一个是不可量化，一个是不可重复。但张仲景的方子不但可以量化，而且还可以重复，这是最厉害之处。要想正确使用经方，必须掌握中医的辨证。张仲景所著的《伤寒杂病论》就是辨证论治的典范。书中不只是论治伤寒，而是借伤寒之治，以示万病辨证论治的大法。因此，在《伤寒杂病论》中，既有对疾病辨证施治的一般规律，又有对疾病辨证施治具体实施之运用方法。

笔者治疗疑难杂病学术思想如下：

1. 擅用经方

经方是汉代以前临床医家实践经验的积累，经得起重复考验的效方，其特点是方随证立，配伍严谨，组药精炼，加减有度。古方今用，活法在人，笔者临床方证相合，活用经方于外感、内伤多种疾病，均取得显著的疗效。笔者认为，"六经钤百病"，疾病虽千变万化，但其病机模式却没有不同，临床治疗疑难杂病广用经方，认为古方可通治百病。

2. 临床注重方证辨证

《伤寒杂病论》的特色辨证方法是方证辨证，即有是证用是方，也称之为"方证对应"，不少疑难重症，在书中不仅有精辟论述，而且从方证辨证角度出示了高效方药。当代中医学家称《伤寒杂病论》是"治疗疑难病的专书""经方能起大病"等，经方大家胡希恕老先生更是提出了"辨方证是辨证的尖端"，其一生的医疗实践证实了《伤寒杂病论》方证辨证体系的科学性和实用性。笔者认为，《伤寒杂病论》的方证体系严密精细，临床从方证入手，可迅速掌握基本疾病模式，正确组方的原则，为将来进一步研究中医学打下良好基础，方证辨证体系的主要内容，虽由"方"和"证"两方面组成，但其关键和核心在于"证"。即首先要病者身上确实有客观存在的"证"，才能去讨论相应的"方"；客观的证决定了主观的方，有是证，才用是方。笔者在临证上先辨六经，再辨方证，能简便而准确地运用经方；抓特征性症状用方，能突出辨证重点；辨病机用方，可扩大经方应用范围；对复杂性的疑难病采用合方证用合方，即合方治疑难。

3.临床中探索研制出更多的方证模式

笔者在临床中应用经方，探索出更多的方证模式，如在临床中观察，现代人多过食肥甘厚味，多食少动，脾虚失运，脾胃气机升降失常，湿热蕴结于中焦。认为2型糖尿病的病机是寒热错杂于中焦，气机升降失常所致，用辛开苦降的半夏泻心汤升清降浊，斡旋气机，消痞散结。并将辛开苦降法广泛运用于治疗脾胃病及湿热诸疾；用五苓散治疗干燥综合征；用桂枝茯苓汤治疗多囊卵巢综合征；用温经汤治疗卵巢早衰、不孕症等。

方证体系的运用重点在辨方证，即方剂的适应证，从而迅速定出有效方剂。

（一）不寐医案 1

崔某，男，40岁。首诊日期：2018年5月23日。

主诉：失眠半年。

现病史：患者寐差半年，多梦，眠浅，易醒，偶有盗汗，手足凉，口苦，多白发，纳可，小便调，大便质黏，1～2次/日。舌质红，苔薄黄，脉弦细。查体：体格检查未见明显异常。既往史：既往体健。

诊断：中医诊断：不寐。西医诊断：失眠。

治则：缓肝调中，清上温下。

处方：乌梅丸加砂仁 10g，炙甘草 10g，炒酸枣仁 15g，延胡索 15g。6 剂，水煎，日两次温服。

二诊：2018年6月1日。夜寐较前好转，口苦消失，盗汗好转，手足凉，颈项紧，纳可，小便调，大便2次/日，不成形。舌质红，苔水滑，脉弦细。治则不变，效不更方。前方 10 剂，水煎，日两次温服。

按语：患者寐差，多于夜间 1～3 点厥阴当令时易醒，大便不成形，口苦，手足凉，舌质红，苔薄黄，脉弦细，考虑为厥阴病，寒热错杂证，给予乌梅丸加减。乌梅丸出自《金匮要略》，具有缓肝调中、清上温下之功效。原方用于治疗蛔厥，久痢，厥阴头痛，症见腹痛下痢、颠顶头痛、时发时止、躁烦呕吐、手足厥冷。本案患者大部分症状均具备，方证对应，治疗效果较好，炒酸枣仁、延胡索为治疗失眠的常用药对，属于笔者的临床经验用药。

（二）不寐医案 2

高某，女，56 岁。首诊日期：2018 年 12 月 29 日。

主诉：失眠 6 年，加重两个月。

现病史：患者失眠 6 年，近两个月严重，甚至彻夜不寐，多梦，早醒，口干、手足心热。平时面部皮肤易出油，面色暗沉，多汗。舌紫暗有瘀斑，苔黄腻，外罩黏液，脉弦滑。既往史：既往体健。月经史：闭经 1 年。查体：体格检查未见明显异常。

诊断：中医诊断：不寐。西医诊断：失眠。

治则：清热除烦，和中祛湿，通阴助阳，交通心肾。

处方：升降散合防己地黄汤合栀子豉汤合潜阳丹合封髓丹，加百合 15g，知母 10g，肉桂 6g。7 剂，水煎，日两次温服。

二诊：2019 年 1 月 9 日。药后睡眠好转，现自觉口干、口黏，手足心热，口气重，颜面部油腻，面色暗沉，焦虑、心烦易怒，大便偶溏，日 1 次。舌紫暗，苔黄腻，脉弦细。治则不变，处方：效不更方，守原方 10 剂，水煎，日两次温服。

按语：失眠原因很多，外感内伤均能引起，胃不和则卧不安只是其中一种，无论是哪个脏腑的不适，均可引起失眠，要针对病因去治疗，病因解除后自可安枕无忧。治疗时千万不可见到失眠便一味地使用安神药，否则暂时有效，病久不除再用必然无效。升降散出自《伤寒温疫条辨》卷四，组成有白僵蚕、全蝉蜕、姜黄、川大黄。功效为：升清降浊，散风清热。本案患者心烦易怒、焦虑、手足心热、失眠，考虑为风热上扰清窍，清窍失养而失眠，故以升降散为主方清上降下，调畅气机。同时患者肾阴虚，湿热重，面部皮肤暗沉，易出油，口气重，给予潜阳丹和封髓丹。潜阳丹出自清代郑钦安《医理真传》，由砂仁、附子、龟甲、甘草组成，郑氏认为砂仁辛温，能宣中宫一切阴邪，又能纳气归肾；附子辛热，能补坎中真阳，真阳为君火之种，补真火即是壮君火也；龟甲一物，坚硬，得水之精而生，有通阴助阳之力；甘草补中，有伏火互根之妙。封髓丹由黄柏、砂仁、甘草组成，郑氏认为，黄柏味苦入心，禀天冬寒水之气而入肾，甘草调和上下，又能伏火，真火伏藏，黄柏之苦和甘草之甘，苦甘能化阴；砂仁之辛合甘草之甘，辛甘能化阳，阴阳化合，交会中宫，则水火既济，心肾交则眠安。栀子豉汤出自《伤寒论》，具有清热除烦、宣发郁热之功效。治疗虚烦不得眠，反复颠倒，心中懊恼。防己地黄汤由防己、桂枝、防风、甘草、生地黄组成，出自《金匮要略》。原方主治风入心经，阴虚血热，病如狂状，妄行，独语不休，无寒热，脉浮；或血虚风胜，手足蠕动，瘛疭，舌红少苔，脉虚神倦，阴虚风湿化热，肌肤红斑疼痛，状如游火，具有滋阴凉血、祛风通络之功效。诸方合用，共奏清热除烦、和中祛湿、通阴助阳、交通心肾之功效。笔者认为，该患者长期失眠，彻夜不眠，病情复杂，属于疑难病证，故用多方合用而取效。

（三）不寐医案 3

马某，男，46 岁。首诊日期：2019 年 2 月 18 日。

主诉：失眠 1 年。

现病史：患者自述 1 年来无明显诱因出现失眠，入睡困难，甚至彻夜不眠，借助西药入睡，但寐时多梦，多处求治中西医不效。伴见皮肤瘙痒，后背和面部反复起丘疹，眼干，流眼泪，视物模糊。纳差，无反酸、烧心、嗳气，大便长期黏滞不爽，3 ～ 4 天排便一次，稍有饮食失当即腹泻，且日行 3 ～ 4 次。既往史：神经性皮炎多年，手背局部皮肤干燥裂口；巩膜炎 1 年。个人史：吸烟史 20 年,30 ～ 40 支 / 日，晨起咳嗽，口干痰多，咽中有异物感。查体：血压 120/88mmHg，心率 64 次 / 分。余查体未见明显异常。舌红，苔黄腻，脉弦紧。

诊断：中医诊断：不寐。西医诊断：失眠。

治则：寒热同调，散结除痞，健脾利湿，降气和胃。

处方：半夏泻心汤合小柴胡汤合四君子汤，加吴茱萸 6g，土茯苓 30g，石韦 15g，穿山龙 20g，赤石脂 30g，补骨脂 15g。7 剂，水煎，日两次温服。

二诊：2019 年 2 月 28 日，药后睡眠好转，皮肤瘙痒减轻，晨起咳嗽、异物感改善，大便药后成形。治则不变，继服上方 7 剂而诸症消失。

按语：《素问·逆调论》云："人有逆气……不得卧……是阳明新逆也。阳明者，胃脉也。胃者，六腑之海，其气亦不行。阳明逆，不得从其道，故不得卧也。"《下经》曰："胃不和则卧不安，此之谓也。"笔者从多年临床实践中体会到，凡以失眠为主诉的患者，在其发病过程中，多伴有纳差、脘腹胀满、大便失调等胃气不和表现。结合经典，此为阳明经气上逆，致使胃气不得下行，脾气不得升清，中焦阻滞，化湿生痰热化，邪扰心神，导致"卧不安"。据此，以"调和脾胃"之法治之，屡获佳效。于交谈中可知，该患者情志郁结，气郁则易生痰，加之平素饮食不节，过食肥甘酒酪之品，酿成湿热内蕴脾胃，故出现失眠，湿热熏蒸肌肤则皮肤瘙痒，方以半夏泻心汤清除中焦湿热郁滞，解除脾气郁遏，恢复脾胃升清降浊的功能，脾胃气机通畅，睡眠安稳。合柴胡剂以疏肝解郁，调理少阳枢机、土茯苓、炒白术、茯苓以健脾利湿，赤石脂固肠止泻，补骨脂、石韦补肾，穿山龙舒筋活血化痰。全方未应用一味安神之药，却可定神定寐，同时诸症痊愈，体现了人若"五脏元真通畅，人即安和"的治病原则。

（四）不寐医案4

李某，女，64岁。首诊日期：2019年3月21日。

主诉：寐差20余年。

现病史：患者自诉20多年来无明显诱因出现寐差，入睡困难，易醒，醒后不易再入睡，服用地西泮片后头晕不适，每天只能睡两个小时左右。多汗，冒风后易流清涕，手热足寒，口苦，大便干，排便不畅，日1次。既往史：间质性肺炎病史两年；糜烂性胃炎10余年。

查：舌紫暗，苔薄黄，脉两关滑。

诊断：中医诊断：不寐。西医诊断：失眠。

治则：活血行气，化瘀通络，解郁开窍，平肝息风。

处方：血府逐瘀汤加石菖蒲15g，郁金15g，远志15g，党参15g，生黄芪15g，天麻10g，钩藤30g。7剂，水煎，日两次温服。

二诊：2019 年 4 月 1 日。患者服药后夜寐好转，夜间 11 点可入睡，凌晨 3 点醒，多梦。现手热足寒，小腹冷，腰怕凉，口苦，右侧头闷痛，偶有头晕，大便可，日 1 次，小便色黄。舌淡暗，苔薄黄，脉弦滑。治则：寒热并用，清上温下，疏肝理脾，养血安神。药物组成：给予乌梅丸合交泰丸，加当归 15g，炒酸枣仁 30g，延胡索 15g。7 剂，水煎，日两次温服。

三诊：2019 年 4 月 11 日。患者自诉服药后夜寐明显好转，每日有效睡眠 5～6 小时，偶有做梦，自觉解乏，手热足寒好转，小腹冷减轻，寒热并用，清上温下，疏肝理脾，养血安神。继服上方 10 剂。

按语：患者寐差 20 余年，舌紫暗，考虑到久病入络，经脉瘀阻，故应先以疏通经络为要，方用血府逐瘀汤以养血活血，佐石菖蒲、郁金、远志以解郁开窍，活血易耗气，故党参、生黄芪以益气固本，同时以天麻、钩藤平肝息风，引药上行。二诊患者药后夜寐有所好转，舌象血瘀之象好转，现症见：手热足寒，小腹冷，口苦，右侧头闷痛，偶有头晕，大便可，日 1 次，小便色黄，腰怕凉。其诸症寒热错杂，寒多热少，故以治疗厥阴病寒热错杂之证的乌梅丸治之。笔者在临床应用乌梅丸过程中，还发现其治疗失眠多梦效果也是很好的。加之炒酸枣仁养心安神，佐以延胡索疏肝气而调肝血，与乌梅、炒酸枣仁相伍，辛散与酸收并用，养血与行血结合，具有养血调肝安神之妙。三诊夜寐踏实，诸症好转，停用镇静安神之西药。

（五）不寐医案 5

孙某，女，49 岁。首诊日期：2018 年 9 月 19 日。

主诉：寐差 10 余年，加重 5 个月。

现病史：患者寐差 10 余年，入睡困难，需依靠口服助眠药物入睡，近 5 个月因工作压力大寐差加重，口服镇静安眠药物亦入睡困难，且睡后易醒。伴见头晕，颠顶胀闷，右侧颜面胀痛，双眼干涩，乏力，时有心悸，情志不畅，急躁，喜悲伤易哭，烘热汗出，微渴，尿频，每次尿量少，纳可，大便可。舌紫暗，苔薄黄，脉弦细。既往史：自述肝功能异常，转氨酶升高；脂肪肝；子宫肌瘤。

诊断：中医诊断：不寐。西医诊断：失眠。

治则：活血行气，化瘀通络，疏肝利胆，清心除烦。

处方：血府逐瘀汤加郁金 15g，党参 15g，黄芪 15g，香附 10g。6 剂，水煎，日两次温服。

二诊：2018 年 9 月 28 日。患者自诉睡前困意明显增加，睡眠质量提高，每晚有效睡眠时间约 5 小时，现手足不温，小便频好转，纳可，大便可。舌紫暗，苔黄腻，脉弦细。效不更方，继续前方 7 剂，水煎服，巩固治疗。

三诊：2018 年 9 月 10 日。患者自诉寐差时有反复，服药 3 日后睡眠开始有所改善，自觉有困意，但是易受外界各种干扰的影响，白天精力稍差。现情志不畅，急躁，悲伤易哭，头晕头胀，目珠胀痛，纳可，大便可。舌淡暗，苔薄黄，脉弦细无力。治则：阴阳双补，气血同调，清热除烦，养心安神。处方：百合地黄汤合栀子豉合甘麦大枣汤合二仙汤合二至丸，加当归 15g，巴戟天 15g，丹参 15g，炒酸枣仁 30g，延胡索 15g，茯神 15g。6 剂，水煎，日两次温服。

四诊：2018 年 9 月 19 日。患者自述服药后心情舒畅，入睡容易，每日睡眠 4～6 小时，仍有困意，醒后再次入睡困难的情况有所改善，头痛减轻，纳可，大便可，每日 1 次。舌淡暗，苔薄黄，脉弦细。治则：阴阳双补，气血同调，清热除烦，养心安神。处方：甘麦大枣汤合栀子豉合百合地黄汤合二仙汤合二至丸，加当归 15g，巴戟天 15g，丹参 15g，炒酸枣仁 30g，延胡索 15g，茯神 15g，郁金 15g，香附 10g。6 剂，水煎，日两次温服。

按语： 首诊可见患者情绪焦虑，急躁，悲伤易哭，自述彻夜难眠，舌紫暗，苔薄黄，脉弦细，一派气滞血瘀之象，故以血府逐瘀汤加味活血祛瘀，行气通络，配合郁金、香附疏肝利胆，清心除烦。二诊患者服药后诸症好转，就诊时情绪仍有纠结，且舌紫暗，苔黄腻，脉弦细，肝郁犹在，效不更方，续上方服用。三诊患者寐差时有反复，不易入睡，急躁，悲伤易哭，此时患者舌脉瘀滞之象已有改善，故以补益真阴真阳，调整五脏之水火治其本。拟二仙汤以温肾阳、补肾精、泻相火、调冲任；参百合地黄汤以养阴清热，补益心肺；以甘麦大枣汤养心安神，和中缓急；栀子豉汤清心火，除热烦；百合地黄汤养阴清热，加用酸枣仁、茯神以宁心安神，同时予丹参、延胡索行气活血，使补而不滞，直达病所。四诊时患者诸症好转，精神状态佳，谈吐积极乐观，于原方基础上加入郁金、香附行气解郁，活血通络。

（六）便秘医案 1

由某，男，60 岁。首诊日期：2019 年 1 月 2 日。

主诉：便秘 3 年，加重 4 个月。

现病史：患者 20 年前体检发现血糖升高，遂于外院检查后诊断为糖尿病，平时饮食控制差，少有运动，血糖控制欠佳，目前应用胰岛素及二甲双胍片联合降糖治疗，但血糖控制不达标。3 年前开始逐渐出现腹胀，食后难消化，嗳气，排便困难，经相关检查后诊断为"糖尿病胃轻瘫，肠麻痹"，未系统治疗。长期自行应用"开塞露""芦荟胶囊""果糖"等药物辅助排便，但排便困难的症状进行性加重，日常无便意，大便5～6日一行，大便干结成球状，严重影响生活质量，遂来求诊。现症见：排便困难，甚至毫无便意，已4日未排便，右腹部胀痛，周身关节胀痛不舒，咽痛，纳欠佳，寐不实，小便尚可。既往史：左侧肺结节，乙型肝炎3年，高血压病史4个月，直肠息肉切除术后3个月。辅助检查：肌酐165μmol/L，尿素氮9.5mmol/L，总胆固醇6.01mmol/L；空腹血糖12.68mmol/L；尿常规：蛋白质（+），葡萄糖（+++）；心电图示：ST-T改变。血压179/111mmHg，心率82次/分。查：舌红，苔黄厚腻，脉沉涩。

诊断：中医诊断：便秘。西医诊断：糖尿病胃轻瘫。

治则：峻下热结，行气通便，破血逐瘀，推陈导滞。

处方：大承气汤合桃核承气汤，加制附子6g，细辛5g，炙甘草6g，炒槟榔15g。3剂，水煎，日两次温服。

二诊：2019年1月4日。患者自诉药后排便1次，腹胀改善明显，自诉近期因肺结节病，经常发热。查：舌红，苔厚腻黄燥，脉沉弦细。

治则：峻下热结，行气通便，破血逐瘀，推陈导滞。处方：大承气汤合桃核承气汤，加制附子6g，细辛5g，炙甘草6g，炒槟榔15g，炒莱菔子30g，桔梗10g，杏仁10g，生黄芪30g，党参15g，大腹皮30g。4剂，水煎，日两次温服。

按语：患者长期便秘，大便干，多成球状，5～6日大便一行，长期使用开塞露，自行服药后仍排便不畅，右腹部胀痛，舌红，苔黄厚腻，脉沉涩。考虑为阳明腑实证，给予大承气汤（生大黄、芒硝、厚朴、枳实）峻下热结，合桃核承气汤（桂枝、桃仁、大黄、芒硝、炙甘草）泄热逐瘀，炒槟榔行气通便，制附子、细辛温通下焦，防止大量泻下药伤正。二诊患者排便不多、痞满燥实坚的症状未得到完全缓解，考虑辨证思路正确，药量尚不足，在原方基础上给予炒莱菔子、大腹皮行气除胀，桔梗、杏仁降肺气，肺与大肠相表里，开肺气，降腹气，通大便；党参、黄芪防止泻下太过而伤正。经调理后患者能保持大便每 1～2 日一行，顺畅，不费力。

（七）便秘医案 2

王某，女，38 岁，首诊日期：2019 年 6 月 3 日。

主诉：便秘 15 年。

现病史：患者自述 15 年前怀孕时便秘至今，大便质硬，排便费力，长期使用内服联合外用药物辅助排便，伴见嗳气，排气不多，易汗，时有前额痛，困倦，纳寐可，小便可。既往史：心肌缺血病史两年。月经史：周期 25 天，月经期 7 天，末次月经 5 月 18 日，首日量稍多，色可，少量血块，无痛经，产后白带量少，孕 3 产 2，人流 1 次，现未避孕。查体：舌质淡暗，苔水滑，边有齿痕，脉弦滑。

诊断：中医诊断：便秘。西医诊断：便秘。

治则：寒热同调，散结除痞，宣上畅下，行气除胀。

处方：半夏泻心汤合平胃散，加杏仁 10g，紫菀 15g，葛根 15g，木香 10g，瓜蒌 15g。7 剂，水煎，日两次温服。

二诊：2019 年 6 月 12 日。患者自述药后大便通畅，每日一行，已经不需要药物辅助排便。汗出、乏力等症均有所改善。纳寐可，二便通畅。查体：舌质淡暗，苔水滑，脉弦细。治则：寒热同调，散结除痞，宣上畅下，行气除胀。处方：半夏泻心汤合平胃散，加杏仁 10g，紫菀 15g，葛根 15g，木香 10g，瓜蒌 15g，柴胡 10g。7 剂，水煎，日两次温服。

按语：阳明腑实证多由外邪入胃化热，与大肠糟粕结实于肠间，燥热相合成实，以致津液被耗，阻滞于中。然观该患者舌质淡暗，苔水滑，边有齿痕，脉弦滑，考虑为体内水湿为患。故笔者言其为湿阻，乃水湿之邪阻滞于中焦，上下不通，津液分布失常，湿邪郁而化热所致便秘。故予半夏泻心汤寒热平调，散结除痞，调和脾胃升降功能以通腹气，加用厚朴、枳实、木香以行气导滞；肺与大肠相表里，故加杏仁、紫菀润肺降气之品，起提壶揭盖之效，兼有润肠之用；以葛根生津润燥；苍术燥湿健脾；瓜蒌润肠通便。二诊腹气得通，诸症好转，乏力和汗出症状虽有改善，但是仍然存在，故以红参代替党参大补中气；半夏泻心汤加一味柴胡，又有小柴胡之意，取其调畅气机之意，兼有补虚之功，其余方药不变。

（八）胃脘痛医案 1

姜某，男，65 岁，首诊日期：2018 年 10 月 22 日。

主诉：胃脘痛伴恶心、呕吐半个月。

现病史：患者半月前出现胃脘痛，自诉疼痛时有下坠感，恶心，食入即吐。腹部冷，得温痛减。曾就诊于沈阳陆军总院，诊断为"胃潴留"，平素大便成形，1～2 日一行，量少，寐尚可。既往史：颈椎病病史 8 年。辅助检查：腹部彩超提示肝内多发低密度灶；胃、十二指肠肠腔明显扩张。胃镜提示反流性食管炎，胆汁反流性胃炎，胃潴留。查：舌质淡，苔黄腻，脉弦滑。

诊断：中医诊断：胃脘痛。西医诊断：胃潴留，反流性食管炎，胆汁反流性胃炎。

治则：寒热平调，散结除痞，降逆止呕，温中补虚。

处方：半夏泻心汤合吴茱萸汤合大建中汤，加木香10g。6剂，水煎，日两次温服。

二诊：2018年10月30日，药后患者诉其胃痛减轻明显，下坠感明显改善，无恶心，不吐，腹冷好转，排气可，大便顺畅成形，1～2日一行。纳寐均可。治则：寒热平调，散结除痞，降逆止呕，温中补虚。效不更方，原方6剂继服巩固疗效。

按语： 本案患者胃脘痛，有下坠感，恶心，食入即吐，腹部冷，得温痛减，是典型的上热下寒证，即上部有寒、下部有热，热证、寒证同时出现的一类证候。亦即寒热错杂表现之一，多为阳盛于上，阴盛于下。症见胸中烦热，频欲呕吐，腹痛喜暖，大便稀薄等。因素体脾胃虚弱，腹冷，故得温痛减。一旦饮食失宜，上热下寒，进而上下格拒不通，而胃脘痛、恶心、呕吐，严重者可以导致戴阳证。上方为半夏泻心汤合吴茱萸汤合大建中汤加减而成，半夏泻心汤寒热平调，散结除痞；吴茱萸汤温中补虚，降逆止呕；大建中汤具有温中补虚、降逆止痛之功效。主治中阳衰弱，阴寒内盛之脘腹剧痛证，木香理气止痛。全方合用，寒热平调，理气降逆、止呕止痛。

（九）胃脘痛医案2

陈某，女，71岁。首诊日期：2018年10月11日。

主诉：反复胃痛20年。

现病史：患者胃痛反复发作20年，常于着凉后恶心、干呕，饥饿时胃有嘈杂感，曾于多家医院诊治，疗效甚微，胃痛仍时有发作。后经他人介绍到笔者处就诊治疗。现症见：胃脘痛，着凉后恶心、干呕，常在饥饿时胃有嘈杂不适，大便干燥，便前腹痛，排便费力不畅，纳差，寐差，小便正常。既往史：胆汁反流性胃炎、胆囊炎病史20余年。肠息肉摘除术后病史5年。肾结石、左肾萎缩病史1年。查：舌淡，苔黄腻，脉弦细。

诊断：中医诊断：胃脘痛。西医诊断：胆汁反流性胃炎，胆囊炎。

治则：寒热平调，散结除痞，温中降逆，疏肝理脾。

处方：半夏泻心汤合吴茱萸汤合麻黄附子细辛汤合痛泻要方。6剂，水煎，日两次温服。

二诊：2018年12月12日。患者因胆囊炎急性发作，住院治疗10天，给予西医对症治疗，疼痛减轻后出院，现为出院第3天，仍有胃痛，嗳气，恶心，未吐，畏寒，肠鸣，口渴多饮，食后反酸，乏力，气短，活动尤甚。大便时干时稀，日两次，小便正常。查：舌红，苔黄腻，脉弦细。治则：寒热平调，散结除痞，温中散寒，降逆止呕。处方：半夏泻心汤合小柴胡汤合吴茱萸汤，加川椒6g，葛根15g。6剂，水煎，日两次温服。

三诊：2018年12月25日。药后胃痛减轻，嗳气、恶心、反酸减轻，气短、胸闷好转，大便成形易排，现症见：肠鸣，口渴多饮，后背发热不适，腹冷，便前左侧小腹隐痛。复查胃镜：隆起糜烂性胃炎伴胆汁反流。查：舌红，苔少，脉弦细。治则：清肝泻火，降逆止呕，理气解郁，制酸止痛。处方：柴胡桂枝干姜汤合左金丸，加木瓜15g，浙贝母15g，郁金15g，延胡索15g，7剂，水煎，日两次温服。

按语：患者胃痛，大便干燥，便前腹痛，排便费力不畅，着凉后恶心、干呕，饥饿时胃有嘈杂感。纳差，寐差，舌淡，苔黄腻，脉弦细，考虑寒热错杂证，给予半夏泻心汤加味，半夏泻心汤寒热平调，消痞散结。一诊时患者大便干燥难排，合用大黄附子汤，温里散寒，通便止痛，治疗寒积里实证，合痛泻要方调和肝脾，补脾柔肝，祛湿止痛。二诊时患者仍胃痛，嗳气，恶心，未吐，畏寒，肠鸣，口渴多饮，食后反酸，乏力，气短，活动尤甚。大便时干时稀，日两次，给予半夏泻心汤合小柴胡汤寒热平调，和胃降逆，扶正祛邪，合用吴茱萸汤温中降逆止呕，加川椒温中散寒，葛根升阳止泻。三诊时患者肠鸣，口渴多饮，后背发热不适，腹冷，便前左侧小腹隐痛，舌红，苔少，脉弦细。给予柴胡桂枝干姜汤和解散寒，生津敛阴，合用左金丸清肝泻火，降逆止呕；木瓜、浙贝母、郁金、延胡索理气解郁，制酸止痛。嘱患者清淡饮食，注意保暖，调畅情志，病情稳定后予患者改为中药散剂长期口服，随访近 1 年，消化道症状未再反复。

（十）痞证医案

高某，女，54 岁。首诊日期：2018 年 2 月 26 日。

主诉：胃胀连及两胁 5 年余。

现病史：患者自诉 5 年来反复胃脘部胀满不适，连及两胁，服用西药效果不好。现症见：脐上胀满，平卧加重，夜寐不能平卧。偶尔嗳气，反酸，烘热汗出，双侧太阳穴胀痛，心烦，食欲差，寐一般，大便干燥，排便不畅，2～3 日一行，小便量可，色黄。平素性情急躁易怒。既往史：43 岁因子宫肌瘤行子宫切除术，慢性胃炎病史两年，长期大便干燥，靠药物排便。辅助检查：胃镜提示慢性非萎缩性胃炎伴糜烂；肝胆脾胰彩超未见异常。查：血压 124/88mmHg，心率 72 次 / 分。舌红，苔黄腻，脉弦细涩。

诊断：中医诊断：痞证。西医诊断：慢性非萎缩性胃炎。

治则：寒热平调，散结除痞，行气除满，消食导滞。

处方：半夏泻心汤合小柴胡汤合平胃散合枳实导滞丸，加瓜蒌

15g，薤白 10g，郁金 15g。7 剂，水煎，日两次温服。本方共服用 20 剂，诸症消失，患者无不适感。

按语：半夏泻心汤出自《伤寒论》，具有寒热平调、消痞散结之功效，主治寒热错杂之痞证。半夏为君，苦辛燥，散结除痞，降逆和胃；干姜辛热，温中散寒除痞；黄连、黄芩苦寒清降，泄热开痞；三者共为臣药。人参、大枣甘温，补脾气以和中，生津液，既可防黄芩、黄连之苦寒伤阳，又可制约半夏、干姜之辛热伤阴，共为佐药；炙甘草补脾和中，调和诸药，为使药。半夏泻心汤加柴胡合成小柴胡汤，具有和解少阳、疏肝解郁、和胃降逆、扶正祛邪之功，可改善心烦、易怒、默默不欲饮食等症状。平胃散由苍术、厚朴、陈皮、甘草加生姜、大枣组成，具有燥湿运脾、行气和胃之功效，主治湿滞脾胃。枳实导滞丸为消食剂，方中君以大黄攻积泄热，使积热从大便而下；臣以枳实行气消积，而除脘腹之胀满；加入木香、厚朴，增强理气通便之功；佐以黄连、黄芩清热燥湿。枳实导滞丸主治饮食积滞、湿热内阻所致的脘腹胀痛，不思饮食，大便秘结。配合瓜蒌、薤白宽胸理气除满，郁金疏肝理气，调畅气机。诸药相伍，使积去滞消，湿化热清，气机通畅，则诸症自解。

（十一）眩晕医案

郑某，女，29 岁。首诊日期：2018 年 9 月 22 日。

主诉：反复食后即吐两年，复发 10 天。

现病史：患者两年前开始出现进餐后 2 小时即呕吐，曾于多处就诊，效果不佳。10 天前上症复发，遂经他人介绍，就诊于笔者门诊。

现症见：胃脘部痞塞不舒，胃痛，食后即吐，春秋加重，寐可，大便正常，日 1 次。既往史：胆囊结石多年。查：舌淡暗，苔黄腻，脉沉缓。辅助检查：胃镜提示慢性非萎缩性胃炎，胃潴留。

诊断：中医诊断：眩晕。西医诊断：慢性非萎缩性胃炎，胃潴留。

治则：温中补虚，降逆止呕。

处方：大建中合吴茱萸汤。4 剂，水煎，日两次温服。

二诊：2018 年 9 月 27 日。患者自诉服药后呕吐症状好转，胃痛胃胀改善。纳寐尚可，大便成形，2 ～ 3 天排便一次，小便正常。查：舌红，苔黄腻，脉弦滑。治则：温中补虚，和里缓急，攻补兼施，通便止呕。处方：小建中颗粒，1 袋 / 次，日两次冲服。大黄甘草汤 4 剂，水煎，日两次温服。食已即吐愈，随访半年多未复发。

按语：患者首诊时食入即吐，胃脘部痞塞不舒，胃痛，舌淡暗，苔腻，考虑为脾胃虚寒导致的呕吐，用大建中汤合吴茱萸汤温中健脾，降逆止呕。二诊时呕吐好转，胃痛胃胀改善，仍有大便不畅，予小建中颗粒冲服保护胃气，同时给予大黄甘草汤通便止呕，治疗胃肠积热，浊腐之气上逆，食已即吐，吐势急迫，大便秘结不通。本案患者虚实夹杂，除了使用大黄甘草汤外，合用小建中颗粒健脾和胃，使攻不伤正。此方大黄不仅有通导泻下的作用，更是承顺胃气下行，使胃气不上逆而呕吐自止。

（十二）泄泻医案

刘某，女，32 岁。首诊日期：2018 年 9 月 19 日。

主诉：反复腹泻 10 余年。

现病史：患者 10 余年来反复腹泻，着凉后明显，平素畏寒，手足凉，腹泻时常伴有不消化的食物，便前无腹痛，大便特别急迫，消瘦，口渴，夜寐可，小便正常。月经史：14 岁初潮，月经期 7～9 天，周期 28 天左右，末次月经为 2018 年 9 月 3 日。平素月经量可，色可，无痛经，5 年前生产后月经期延长，量多两天，一直淋沥不尽约 10 天。既往史：口腔溃疡病史多年。查：舌红，苔黄腻，脉弦细。

诊断：中医诊断：泄泻。西医诊断：慢性结肠炎，口腔溃疡。

治则：寒热平调，散结除痞，健脾祛湿，祛风止痛。

处方：半夏泻心汤合痛泻要方合左金丸合吴茱萸汤，加穿山龙 20g，石韦 15g，补骨脂 15g。7 剂，水煎，日两次温服。

二诊：2018 年 10 月 17 日。患者自诉药后腹泻减轻，日 1～2 次，手足仍冷，口干口苦，口气较重，纳可，寐差，小便正常。查：舌红，苔黄腻，脉弦细。治则：寒热平调，散结除痞，健脾祛湿，祛风止痛。处方：半夏泻心汤合痛泻要方合左金丸合吴茱萸汤合交泰丸，加穿山龙 20g，石韦 15g，补骨脂 15g，柴胡 10g。7 剂，水煎，日两次温服。

三诊：2018 年 11 月 13 日。患者自诉药后大便略成形，日 1～2 次，手足寒好转，咽中有异物感，纳可，夜寐可，闻异味后咳嗽，口干口苦。查：舌淡暗，苔薄黄，脉沉缓无力。治则：寒热平调，散结除痞，健脾祛湿，祛风止痛。处方：半夏泻心汤合左金丸，加赤石脂 30g，柴胡 10g，炒白术 15g，乌梅 10g，防风 10g。6 剂，水煎，日两次温服。

按语：患者首诊时反复腹泻，着凉后明显，平素畏寒，手足凉，腹泻时常伴有不消化的食物，便前无腹痛，大便急迫，消瘦，口渴，夜寐可，口腔溃疡。舌红，苔黄腻，脉弦细。给予半夏泻心汤加减。合痛泻要方调和肝脾，补脾柔肝，祛湿止泻；合左金丸清肝泻火，降逆止呕；合吴茱萸汤温中补虚，降逆止呕；合用补骨脂温肾助阳；合用石韦、穿山龙清热利湿。二诊时患者所有症状均有改善，夜寐差，在一诊处方基础上，加用肉桂合成交泰丸，交通心肾，安神助眠。

三诊时患者诉药后大便略成形，日1～2次，手足寒好转，咽中有异物感，纳可，夜寐可，闻异味后咳嗽（考虑过敏），口干口苦。舌淡暗，苔薄黄，脉沉缓无力。给予半夏泻心汤合吴茱萸汤温中补虚，降逆止呕；给予炒白术健脾止泻；乌梅、防风一散一收，具有较好的抗过敏作用；赤石脂涩肠止泻；柴胡疏肝调气。三诊药后患者腹泻痊愈，手足转温，口渴改善，纳寐可，二便调。

（十三）狐惑病医案

孙某，女，60岁。首诊时间：2018年12月4日。

主诉：反复口腔溃疡6个月。

现病史：患者口腔溃疡反复发作6个月，口中发热，自诉"舌面像热水烫过一样难受"，口干苦，眼干，中心医院曾怀疑是"白塞综合征"，未确诊。胃胀痛，无反酸烧心，纳寐可，大便不成形，每日1～2次。经常眼干不适。既往史：2014年患宫颈疾病，自述定期复查，阴道分泌物增多，色黄，黏稠，无异味。查：舌紫暗，苔黄腻，脉沉涩。

诊断：中医诊断：狐惑病。西医诊断：白塞综合征？

治则：寒热平调，制酸止痛，健脾利湿，暖肝温胃。

处方：甘草泻心汤合交泰丸合吴茱萸汤合小柴胡汤，加半枝莲15g，土茯苓30g，石韦15g，白花蛇舌草30g。7剂，水煎，日两次温服。

二诊：2018年12月14日。患者自诉服药后胃胀减轻，现腹胀、乏力，口干苦，口腔溃疡好转，眼干，有异物感，寐差，大便不成形，每日1～2次，气短，咽部有异物感。辅助检查：喉镜提示咽喉炎，右侧咽会厌壁及会厌舌面可见囊肿样物。查：舌红，苔黄腻，脉弦细。治则：寒热平调，制酸止痛，健脾利湿，暖肝温胃。处方：甘草泻心汤合交泰丸合吴茱萸汤合小柴胡汤加半枝莲15g，土茯苓30g，石韦15g，白花蛇舌草30g，赤石脂30g，补骨脂15g。8剂，水煎，日两次温服。

三诊：2018年12月26日，口腔溃疡，眼干，腹胀、乏力好转，仍口干、口苦，寐差，大便不成形，小便黄浊，气味重，白带色黄，外阴时痒。查：舌红绛，苔薄黄，脉弦细弱。治则：和解散寒，生津敛阴，健脾利湿，温中止泻。处方：柴胡桂枝干姜汤合桃花汤，加败酱草30g，生薏苡仁30g，赤石脂30g，连翘15g，虎杖15g，忍冬藤30g。8剂，水煎，日两次温服。

按语：患者胃胀痛，口干苦，口腔溃疡，大便不成形，舌红，苔黄腻，考虑中焦湿热所致，以甘草泻心汤合小柴胡汤合吴茱萸汤为基础方，调理中焦脾胃，加入清热祛湿之石韦、土茯苓、生薏苡仁、败酱草等，清热解毒之半枝莲、白花蛇舌草、忍冬藤、虎杖。笔者认为，此病在《金匮要略》称之为"狐惑病"，《金匮要略》云："狐惑之为病，状如伤寒，默默欲眠，目不得闭，卧起不安，蚀于喉为惑，蚀于阴为狐。不欲饮食，恶闻食臭。其面目乍赤，乍黑，乍白。蚀于上部则声喝，甘草泻心汤主之。"口疮的治疗以甘草泻心汤为基础方，随证加减，同时笔者强调，孔窍疾病（本案患者眼干、口干、外阴干燥）用小柴胡汤或柴胡类方（如柴胡桂枝干姜汤）临床常有奇效。同时，白花蛇舌草、虎杖、忍冬藤等具有很好的调节免疫功能，在治疗免疫系统疾病时可以作为专病专药使用。

（十四）头痛医案 1

果某，男，34 岁。首诊日期：2018 年 8 月 28 日。

主诉：头痛两年，加重两个月。

现病史：患者两年前开始头痛，前额、颠顶、后头及两侧均痛，以胀痛为主，发作时头痛欲裂，痛不欲生，口服止痛片能减轻。近两个月头痛加重，口服止痛片效果不佳，遂来求助于中医。现症见：头痛，连及眼眶周围均疼痛，下午 3 点以后疼痛尤其明显，夜间因疼痛影响睡眠，口服止痛片方可入睡，头痛剧烈时伴有恶心呕吐，口干，大便有时不成形，每日两次。平素畏寒，四肢冷。既往史：12 岁患 "1 型糖尿病"，一直靠注射胰岛素治疗，血糖控制欠佳。两年前开始出现肾功能不全，10 个月前开始行血液透析治疗；肾性贫血；糖尿病视网膜病变病史 6 年，曾手术两次；肾性高血压病史 1 年；甲状腺功能减退症病史两年；既往有头痛病史和便血病史，原因不详。查：血压 184/107mmHg，心率 77 次 / 分，贫血貌，舌淡，苔黄腻，脉弦紧。辅助检查：头部 CT 提示多发性腔梗，缺血灶；甲状腺功能：甲状旁腺素 9.13pmol/L，三碘甲状腺原氨酸 2.34pmol/L，甲状腺激素 9.25pmol/L，促甲状腺激素 8.33uIU/mL。肾功能提示肌酐 931μmol/L，尿素氮 17.5μmol/L。血常规：红细胞 $2.34×10^{12}$/L，血红蛋白 68g/L。

诊断：中医诊断：头痛。西医诊断：慢性肾衰竭（尿毒症期），1 型糖尿病，甲状腺功能减退症，脑梗死。

治则：温阳化气，健脾利湿，温中补虚，降逆止呕。

处方：五苓散合麻黄细辛附子汤合吴茱萸汤，加紫苏叶 15g，紫苏梗 15g，葛根 30g。6 剂，水煎，日两次温服。

二诊：2018 年 9 月 7 日。患者自诉头痛程度明显减轻，发作无定时，偶尔服用止痛片，尿量较前无明显变化，自觉精神状态和体力较前有明显好转，颈部发紧，偶尔口渴，纳寐尚可，大便略稀，每日 1 次。查：血压 179/107mmHg，心率 83 次 / 分。贫血貌，舌淡暗，舌体胖嫩，苔薄黄，脉弦紧。治则：发汗解表，升阳舒筋，温中祛寒，通经通络。处方：葛根汤合理中汤加天麻 15g，钩藤 30g，威灵仙 15g，酒大黄 6g。6 剂，水煎，日两次温服。

三诊：2018 年 9 月 17 日。患者自诉头痛频发，疼痛程度减轻，持续时间变短，颈部发胀，体力尚可，偶尔有胸闷气短口渴，眼眶疼痛消失，但双眼干涩而痒，有时刺痛。查：血压 165/101mmHg，心率 86 次 / 分，贫血貌，舌淡暗，苔黄腻，右脉浮大弦紧。治则：发汗解表，升阳舒筋，温中祛寒，通经活络。处方：葛根汤合理中汤合麻黄细辛附子汤，加天麻 15g，钩藤 30g，威灵仙 15g，酒大黄 6g。7 剂，水煎，日两次温服。

四诊：2018 年 9 月 26 日。自诉阴雨天头痛加重，天转晴后可自行痛止，药后颈部出汗，胀痛感消失，气短胸闷好转，口渴及咽痛好转，久坐后手足及左半身麻，偶有便前腹痛，大便不成形，每日 1 ~ 2 次。查：血压 166/107mmHg，心率 86 次 / 分，贫血貌，舌淡暗，舌体胖大，苔黄腻，脉弦紧。治则：活血化瘀，健脾利湿，温阳化气，补肾填精。药物组成：桂枝茯苓汤合五苓散合肾着汤，加秦艽 15g，桑寄生 15g，独活 10g，石韦 15g。7 剂，水煎，日两次温服。

五诊：2018 年 10 月 22 日。患者自诉头痛痊愈，无胸闷气短，无肢体浮肿，纳可，夜寐时差，二便调。查：血压 140/92mmHg，心率 82 次 / 分，贫血貌，舌淡紫，苔黄腻，脉弦滑数。治则：活血化瘀，健脾利湿，温阳化气，补肾填精。处方：桂枝茯苓汤合五苓散合肾着汤合二仙汤，加防己 15g，肉桂 6g，生黄芪 30g。7 剂，水煎，日两次温服。

按语：头痛是尿病毒患者常见的一个并发症，一般由肾性高血压或失衡综合征引起，治疗上以透析和降压为主，但是本案患者采用这些方法治疗无效，服用止痛药效果已不明显。笔者治疗本病多从"痰饮"入手，治疗时根据"病痰饮者，当以温药和之"的原则，多用温阳健脾、化气利水法。根据本案患者平素畏寒，四肢冷，结合舌淡胖，苔腻而水滑，脉沉，考虑患者为寒湿体质，体内水湿运化失司，导致局部水液潴留，水上冲则头痛眼眶痛，水气凌心则心悸气短，水饮不化，津不上承则口干口渴，津液下行于肠道则大便溏泄。用五苓散以温阳化气，利湿行水；桂枝茯苓汤则化瘀利湿；麻黄附子细辛汤祛少阴之寒，固肾解表；"干呕，吐涎沫，头痛者，吴茱萸汤主之"，故以吴茱萸汤温化三经，补虚降逆散寒；肾着汤温脾燥湿；二仙汤温肾助阳；防己黄芪汤益气祛风，健脾利水。寒湿太盛阻碍阳气，督脉阳气不足故后背不舒，颈部僵硬，活动不利，《金匮要略》称其为"刚痉"，用葛根汤升阳舒筋，麻黄、附子、细辛温阳化气，人参、黄芪补气，天麻、钩藤平冲降逆，威灵仙通行十二经脉以除其寒，无处不到；生姜、甘草、大枣、白术健脾利湿助运，秦艽、独活、桑寄生祛风通络，仙茅、仙灵脾温补肾阳，紫苏叶、紫苏梗行气利水止呕；诸药合用，温阳散寒，健脾补肾，通阳利水，补虚缓急，使得头痛得愈，血压得降。患者间断服用中药 3 个月，西医治疗方案不变，头痛至今未再复发，血压控制在正常范围内，体力恢复，饮食、睡眠佳，生活质量大为改观。

（十五）头痛医案 2

冯某，女，37 岁。首诊日期：2019 年 4 月 15 日。

主诉：头痛头胀反复发作 5 年。

现病史：患者自诉 5 年前无明显诱因出现头痛头胀，遂就诊于当地医院，测血压 220/120mmHg，诊断"高血压 3 级（极高危）"，口服多种降压药（硝苯地平控释片、缬沙坦、螺内酯等），血压控制不佳，曾多次因"高血压危象"就诊于急诊，中西药联合应用，病情时有反复。现症见：头痛头胀伴恶心，颜面潮红，结膜发红，腰痛时作，连及左下肢，偶心悸，纳寐可，二便调。既往史：6 年前患妊娠高血压综合征；肾炎病史 8 年。辅助检查：肾功能提示尿酸 686μmol/L；甘油三酯 2.87mmol/L，低密度脂蛋白 3.7mmol/L，余正常；尿常规正常。心电图正常。心脏彩超示：主动脉瓣轻度反流，二尖瓣、三尖瓣微量反流，左室舒张功能略减低。查体：血压 184/122mmHg，心率 95 次 / 分。面红，结膜充血，舌红少苔，脉沉涩。

诊断：中医诊断：头痛。西医诊断：原发性高血压，高血压危象？

治则：滋阴补肾，引火归原，平肝息风，通阴助阳。

处方：引火汤合潜阳丹，加制附子 6g，葛根 30g，天麻 10g，钩藤 30g。6 剂，水煎，日两次温服。同时继续口服原有降压药，监测血压。

二诊：2019 年 4 月 25 日。患者自述头痛头胀明显减轻，平素自测血压 150/100mmHg 左右，颜面潮红好转，无结膜充血。腰痛减轻，偶心悸，纳寐可，二便调。查体：血压 160/99mmHg，心率 80 次 / 分。面色如常，舌红少苔，脉沉涩。治则：滋阴补肾，引火归原，平肝息风，通阴助阳。效不更方，原方续用 6 剂。3 个月后回访，患者自行加服上方 1 个月后停药，现自测血压 140/90mmHg，无不适症状。

按语： 笔者认为，现临床治疗高血压多以肝阳上亢辨证，有效者十之四五。以此为例，该患者为顽固性高血压，中西医联合降压效果不佳，症见头痛头胀伴恶心，颜面潮红，结膜充血，均为阳亢之象，观其舌脉，舌红少苔，脉沉涩，考虑为阴虚阳亢。同时，该患者腰痛时作，连及左下肢，又有肾虚。综合分析该患者，病之根本在于肾精亏虚，相火不藏，上冲于头面，治疗若一味清火，病因未去反伤真阳，故宜大补肾水，加入补火之味，以引火归原治之，方用引火汤。同时配合潜阳丹以交通心肾，水火既济，加用葛根、天麻、钩藤以潜阳息风，令"火"归于肾，以化真阳。二诊患者在继续口服原有降压药的基础上，血压平稳下降，头痛头胀恶心、颜面潮红、结膜充血等症明显减轻，故继服上方，患者用药共 1 月余，血压基本正常，停药后血压亦未反弹。

（十六）头痛医案 3

杨某，男，80 岁。首诊日期：2018 年 12 月 12 日。

主诉：头痛伴双下肢活动不利 50 天。

现病史：患者家属代述。2018 年 10 月 23 日，患者出现头痛，以颠顶痛为主，头晕，站立不稳，突然摔倒，扶起后四肢酸软无力，生活不能自理。遂以"摔伤后右眼流血，疼痛 2 小时"就诊于沈阳市第五人民医院，头部 CT 显示后颅窝占位病变？右侧额部及左侧颞顶部硬膜下出血，侧脑室内出血，蛛网膜下腔出血不除外，右侧脑梗死及缺血灶。双眼眶 CT 提示右眼睑及颜面部软组织肿胀。建议开颅手术以确定脑部肿瘤的性质，患者家属不同意，故给予头外伤简单处理后出院，2018 年 11 月 7 日中心医院脑外科诊断为：左侧桥小脑角区占位伴出血可能性大，给予对症支持疗法，病情无好转。同时，患者因饮水呛咳致吸入性肺炎，给予下鼻饲导管，住院治疗半个月后效果不明显，遂求助于中医。现症见：头痛头晕，吞咽困难，饮水呛咳，咳嗽，咳黄痰，咯吐难出，喉中痰声辘辘，频频嗳气，鼻饲流食，左侧面部麻木，感觉障碍，夜寐差，因咳嗽影响睡眠，二便少。双侧肢体活动不利，生活不能自理，由轮椅推入诊室。既往史：前列腺增生病史 5 年，本次住院曾因排尿困难下导尿管，现已拔尿管。血压、血糖不高。查：舌淡，苔黄腻，双尺脉大。

诊断：中医诊断：头痛（厥阴病）。西医诊断：左侧桥小脑角区占位伴出血可能性大。

治则：温中补虚，降逆止咳。

处方：吴茱萸汤合旋覆花汤，加桔梗 10g，茯苓 30g，桂枝 15g，炒白术 15g。5 剂，水煎，日两次温服。

二诊：2018 年 12 月 19 日。咳嗽频率减，夜咳明显，黄黏痰，咳痰无力，头痛程度有减轻，左侧面部仍麻木，无发热，大便干，排便无力，2 日一行。轮椅推入病室。查：舌淡，苔黄腻，脉弦滑。治则：温中补虚，降逆止咳，宽胸理气，泻肺平喘。处方：吴茱萸汤合栝楼薤白半夏汤合葶苈大枣泻肺汤，加石菖蒲 15g，郁金 15g，远志 15g，浙贝母 15g，旋覆花 10g。5 剂，水煎，日两次温服。

三诊：2018 年 12 月 26 日。咳嗽明显减轻，头痛止，大便干，给予灌肠后方可排便。在家人搀扶下可站立，本次仍用轮椅推入病室。查：舌淡，苔黄腻，脉弦滑无力。治则：温中补虚，降逆止咳，健脾利湿，泻肺平喘。处方：旋覆代赭汤合吴茱萸汤合苓桂术甘汤合葶苈大枣泻肺汤。6剂，水煎，日两次温服。

四诊：2019年1月4日，药后咳嗽好转，夜可安眠，时有白痰，入睡前轻微头痛，大便干燥，2～3天排便一次，偶吐酸水，畏寒。家属诉药后3天可以从沙发上自己站起来，自主行走50米左右。查：舌淡，苔黄腻，脉弦紧而沉。治则：温中补虚，降逆止咳，温肾助阳，化痰祛湿。处方：吴茱萸汤合麻黄细辛附子汤，加石菖蒲15g，郁金15g，远志15g，制天南星10g，天葵子10g，制何首乌15g，土茯苓30g。5剂，水煎，日两次温服。

五诊：2019年1月11日，咳嗽好转，左侧轻微头痛，偶尔反酸，咽哑，大便干燥，3天一行，肢体活动恢复，今天拔掉胃管，可自行进食，自主行走。查：舌淡，苔薄白，脉两关均滑。治则：温中补虚，降逆止咳，温肾助阳，化痰祛湿。处方：吴茱萸汤合麻黄细辛附子汤，加石菖蒲15g，郁金15g，远志15g，制天南星10g，天葵子10g，制何首乌15g，土茯苓30g，乌梢蛇15g。6剂，水煎，日两次温服。

按语：现代临床治疗脑部肿瘤多采用手术或放射疗法，损伤大，疗效不肯定，风险高，很多患者和家属因手术副作用大、疗效不确定而采用保守治疗。笔者崇尚道法自然，并根据《黄帝内经》云："头为诸阳之会。"认为脑部肿瘤为有形之邪，其形成首先要考虑人体阳气不足，结合舌淡，苔腻，双尺脉大，考虑下部阳气大虚，治疗上以温阳为首要任务。同时，《伤寒论》云："干呕，吐涎沫，头痛者，吴茱萸汤主之。"考虑其头痛、咳吐痰涎白沫，肢体活动不利，为肝胃虚寒，浊阴上逆导致，所以用吴茱萸汤温中补虚，降逆止咳。旋覆花汤出自《金匮要略》，具有降气消痰、行水止呕之功效，对于改善左侧面部麻木，感觉障碍，双侧肢体活动不利，具有较好的治疗作用。本案患者采用吴茱萸汤合旋覆花汤合麻黄细辛附子汤加减，同时加入天葵子、制天南星等消癥化积之品，攻补兼施，治疗两个月，患者吸入性肺炎痊愈，可自行进食（鼻饲管已拔），四肢肌力完全恢复，可自行行走，3个月体重增加10kg，体力基本达到患病前状态，生活质量大为改观，除偶尔左头部轻微疼痛胀闷不适外，无不适感。在中心医院复查头部核磁后显示瘤体明显缩小，患者及家属均拍手称奇。

（十七）眩晕医案1

赵某，男，57岁。首诊日期：2019年1月8日。

主诉：头晕3天。

现病史：患者3天前无诱因出现头晕，左耳鸣，恶心、呕吐，于急诊检查头部CT等，未见特殊异常，使用活血化瘀和营养脑细胞药物治疗后，头晕等症无改善，伴见手足心热，心烦，纳寐可，小便可，大便时干，1次/日。既往史：既往体健。查体：舌质红，苔黄腻，舌体胖大，脉沉缓。

诊断：中医诊断：眩晕。西医诊断：头晕原因待查。

治则：化痰开窍，升清降浊。

处方：半夏泻心汤加石菖蒲15g，郁金15g，远志15g，葛根30g，天麻10g，钩藤30g，升麻10g。6剂，水煎，日两次温服。

二诊：2019年1月20日，头晕缓解，心烦好转，恶心、呕吐止，现存耳鸣，手足热，纳寐可，二便调。查体：舌质淡暗，舌体胖大，苔水滑，脉弦滑。治则：化痰开窍，升清降浊。处方：半夏泻心汤合石菖蒲15g，郁金15g，远志15g，葛根30g，天麻10g，钩藤30g，升麻10g，土茯苓30g，石韦15g。6剂，水煎，日两次温服。

三诊：2019年1月28日，耳鸣改善，手足热好转，诸症痊愈，治则：化痰开窍，升清降浊。处方：半夏泻心汤合石菖蒲15g，郁金15g，远志15g，葛根30g，天麻10g，钩藤30g，升麻10g，土茯苓30g，石韦15g。6剂，水煎，日两次温服，巩固疗效。

按语： 患者首诊时病头晕、恶心、呕吐，心烦、手足心热，耳鸣，舌质红，舌体胖大，苔黄腻，脉沉缓。四诊合参，辨为湿热郁蒸化痰，上蒙清窍所致。痰湿聚于中焦，轮轴不转，升降不常，则恶心、呕吐；浊不得降，清不得升，痰湿壅闭上蒙清窍，则生头晕、耳鸣。治以化痰开窍，升清降浊。以半夏泻心汤加味，方中干姜温中健脾以助运化湿，以绝生痰之源；党参健脾益气。黄连、黄芩清上蒙之热，则心烦解，兼有燥湿之功效；半夏降逆止呕，兼有利水湿之功，使水湿下行，得以从二便去；石菖蒲、郁金、远志通九窍，明耳目，解郁闭；葛根、天麻、钩藤疏通经络潜阳；升麻以升清。二诊时患者诸症好转，但查其舌脉，仍有痰湿之象，手足热考虑为阳气为湿所阻，故为加强利湿之功，于前方基础上加土茯苓、石韦，湿去阳自通。三诊其人诸症痊愈。

（十八）眩晕医案2

梁某，女，69岁。首诊日期：2019年4月12日。

主诉：头晕反复发作20年。

现病史：患者自诉20年前无明显诱因出现头晕，自测血压180/100mmHg，遂就诊当地门诊，诊断"高血压3级（极高危）"，予口服降压药治疗，血压控制尚可，头晕时作，现口服药物治疗，血压维持在145/95mmHg左右。现症见：头晕，伴后背痛、麻，寐差，手足心热，大便干，两日一行。既往史：冠心病病史5年。查体：血压

146/90mmHg，心率 77 次 / 分，舌淡暗，苔黄腻，脉沉涩。辅助检查：心脏彩超提示二尖瓣、三尖瓣及肺动脉瓣微量反流。腹部彩超提示肝内脂肪沉积，胆囊壁略毛糙，胰腺回声欠均匀。

诊断：中医诊断：眩晕。西医诊断：原发性高血压，冠心病。

治则：宣发解表，生津舒筋，平肝息风，镇肝潜阳。

处方：葛根汤加天麻 10g，钩藤 30g，生牡蛎 30g，牛膝 15g，酒大黄 6g，石菖蒲 15g，郁金 15g，远志 15g。7 剂，水煎，日两次温服。

二诊：2019 年 4 月 21 日。患者自诉服药两日后头晕、背痛明显好转，手足心热减轻，夜寐尚可，烧心反酸，畏寒，大便不干，2～3 日一行。血压 140/89mmHg，心率 90 次 / 分。查：舌淡暗，苔黄腻，脉沉涩。治则：宣发解表，生津舒筋，平肝息风，镇肝潜阳。处方：葛根汤加天麻 10g，钩藤 30g，生牡蛎 30g，牛膝 15g，酒大黄 6g，石菖蒲 15g，郁金 15g，远志 15g，木瓜 30g，浙贝母 15g，海螵蛸 15g。7 剂，水煎，日两次温服。

按语：该患者高血压诊断明确，经西药治疗，血压已趋于平稳，然其苦仍在，因其西医指标均未见异常，故西医束手无策，而求治于笔者门诊。该患者"头晕，伴后背痛、麻"，后背为足太阳膀胱经所在，足太阳膀胱经为诸阳之表，督脉又称"阳脉之海"，六条阳经都与督脉交会于大椎，总调阳经气血，可见该患者病在阳经，为阳脉经输不利，气虚则麻，寒凝则痛，故以葛根汤通利振奋诸阳，同时患者血压略高，手足心热，寐差，此为虚阳外越之表象，笔者又以天麻、钩藤、生牡蛎潜无根之浮阳，牛膝引火归原，以石菖蒲、郁金、远志解郁安神，大便干，故以酒大黄活血通便，引火下行，诸药合用，阳平乃愈。二诊患者症状好转，故续以上方，患者烧心反酸，故加木瓜、浙贝母、海螵蛸制酸和胃。

（十九）眩晕医案3

王某，女，32岁。首诊日期：2019年2月15日。

主诉：反复阵发性头晕1年余。

现病史：患者1年前无明显诱因出现头晕阵作，反复发作，同时伴有困倦乏力，不耐久坐、久立、久行，多劳则头晕发作加重，辗转多处中西医诊治，效果不佳，经人介绍后求诊于笔者。纳尚可，寐欠佳，小便可，大便2日一行。既往史：平时血压偏低（90/60mmHg）。月经史：周期30天，月经期5～6天，量、色可，轻度痛经，有较大血块。末次月经为10月23日。孕3产2，自然流产1。查体：舌质红，少苔，脉弦细无力。

诊断：中医诊断：眩晕。

治则：补中益气，养阴生津。

处方：补中益气汤合生脉饮，加益母草15g，葛根15g。6剂，水煎，日两次温服。

二诊：2019年2月25日。患者自诉头晕明显好转，现发作频率明显降低，午后易困倦，夜寐可，二便通畅。末次月经为2月24日至今，小腹微痛，无血块，经量不多。查体：舌质淡，苔薄黄，脉弦细。治则：补中益气，养阴生津。处方：补中益气汤合生脉饮，加益母草15g，葛根15g。效不更方，继续6剂巩固治疗。

按语：患者青年女性，妊产3次，反复阵发性头晕1年余，体质素虚，不耐劳作，气力不足，合其舌质脉象，证属中气不足，气阴两虚。笔者言虚人补之，是为常理，然一味劲补之方则为死方，其效则大减，需静中有动。该患者治以健脾补中，升阳举陷，益气生津，拟方予补中益气汤，一则补气健脾，使后天生化有源，脾胃气虚等自可痊愈；二则提升中气，恢复中焦升降之功能；合生脉饮以气阴双补。虚人调补时，注意药气不能过于厚重，以防虚不受补。益母草行血养血，为妇科要药，补中有通，防其气血壅滞；葛根升举阳气。方证相对，故而药后症状迅速改善。

（二十）眩晕医案4

范某，女，36岁。首诊日期：2018年12月27日。

主诉：阵发性头晕、头痛3年。

现病史：患者诉3年前无明显诱因出现阵发性头晕、头痛，发作时伴有双侧太阳穴疼痛，经检查提示血压升高，自测血压140～160/90～110mmHg，其后未用药治疗，平素入睡困难。纳可，外感后咳嗽，胸痛，腰背痛，小腹凉，大便溏，1～2次/日。既往史：5年前孕时患妊娠高血压综合征，产后未监测血压。查：舌红，苔黄腻，脉弦紧。

诊断：中医诊断：眩晕。

治则：升津舒筋，养心安神，重镇降逆，潜阳息风。

处方：葛根汤加天麻10g，钩藤30g，生牡蛎30g，菊花15g，夜交藤30g，合欢皮30g。6剂，水煎，日两次温服。

二诊：2019年1月21日。患者自诉药后诸症若失，血压波动在130～140/80～90mmHg，近1周因感冒和操劳过度，头痛再次发作，偶有干咳，胸痛，大便溏，1～2次/日。舌质红，苔黄腻，脉弦紧。查：血压145/92mmHg，心率81次/分。处方：前方加菊花30g，刺蒺藜15g。7剂，水煎，日两次温服。

按语：本案患者素有头痛，又兼外感，项背强急不舒，治疗选用葛根汤为主方，葛根汤出自《伤寒论》，具有发汗解表、升津舒筋之功效，是风寒束表、太阳经输不利的常用方剂。主治外感风寒表实，项背强，无汗恶风，或痉病，气上冲胸，口噤不语等。患者高血压，头痛，前胸后背均疼痛，寐差，考虑肝阳上亢所致，给予天麻、钩藤、生牡蛎重镇降逆，潜阳息风；菊花、刺蒺藜为清肝明目的常用药对；夜交藤、合欢皮养血安神，是助眠常用药对，疗效肯定。

（二十一）淋证医案 1

王某，男，85 岁。首诊日期：2018 年 2 月 13 日。

主诉：尿频、尿急、尿痛 3 个月。

现病史：患者及家属述 3 个月前出现尿频、尿急、尿痛，尿浑浊，呈茶色，遂到医院就诊，经系统检查，诊断为"结肠癌，膀胱转移癌"。医院评估患者高龄，肿块大，且肿瘤晚期，故未予手术治疗，建议寻求中医治疗。现症见：尿频、尿急、尿痛，小腹坠痛。黑色稀便，日 5～6 次，夜尿 10 次。纳尚可，夜寐欠佳。查：血压 140/80mmHg，舌质红绛，中间纵向无苔，脉滑数，下腹部可触及一直径约 8cm 的包块。

诊断：中医诊断：淋证。西医诊断：结肠癌，膀胱转移癌。

治则：逐瘀泄热，利水通淋。

处方：桃核承气汤合五苓散，加生薏苡仁 30g，石韦 15g，三七粉 3g，败酱草 30g，白茅根 15g，制附子 6g。9 剂，水煎，日两次温服。

二诊：2018 年 2 月 24 日。患者自述尿急、尿痛减轻，尿液颜色转浅，仍有尿频，尿量增多，大便仍不成形，7～8 次/天，纳可。查：

血压 132/63mmHg，心率 92 次 / 分，舌质红，前少苔，中部及根部黄腻，脉滑数。效不更方，守前方继服 7 剂，水煎，日两次温服。

三诊：2018 年 3 月 2 日。患者自述尿急、尿痛、尿频明显减轻，尿色基本正常，大便成形偏干，1 次 / 日，排便略不畅。查：血压 142/66mmHg，心率 99 次 / 分，舌质红绛少苔，中有裂纹，舌苔黄厚，舌体粗糙。治则：逐瘀泄热，利水通淋。处方：桃核承气汤合五苓散，加生薏苡仁 30g，石韦 15g，三七粉 3g，败酱草 30g，白茅根 15g，制附子 6g，酒大黄增至 8g。12 剂，水煎，日两次温服。

按语：该患者以"尿频、尿急、尿痛"为主诉就诊，西医诊断腹部肿瘤晚期，无有效治疗方法，故而求治中医。笔者四诊合参，认为该患者年老体弱，膀胱气化不利，水湿内聚，日久痰瘀互结于下，阳化气，阴成形，阴邪凝聚故而形成肿块，此证当属痰瘀互结下焦。治当因势利导，祛痰逐瘀，以祛除下焦之蓄血，故选用桃核承气汤，配合三七粉、赤芍、牡丹皮等活血止血效药，此为通因通用以治其标；与此同时，患者病之根本在于膀胱化气不利，进而导致水湿内聚，故加用五苓散以温阳化气，利湿行水，以治其本；寒凝则痛，故加薏苡附子败酱散温经祛湿，散寒止痛；标本同治，临床诸症减轻，故二诊原方续服。三诊时患者"尿频、尿急、尿痛"明显减轻，大便成形偏干，1 次 / 日，排便不畅，加重酒大黄用量，意在加大逐瘀之力以通腹气，急下而存阴。

（二十二）淋证医案 2

陈某，女，58 岁。首诊日期：2018 年 7 月 30 日。

主诉：尿频、尿急、尿痛反复发作 3 年，加重 1 周。

现病史：患者自述 3 年来反复尿频、尿急、尿痛，劳累或着凉后易复发，使用抗生素暂时有效，停药后随即复发，且症状越来越重，患者自言因尿频甚至不敢外出活动。近 1 周来上症明显加重，苦不堪言，遂来诊。症见：尿频，每日数十次，排尿时尿道口有灼热感，因尿频所致彻夜不能眠，鼻黏膜、口腔黏膜干涩，眼干，眼眵较多，口角有溃疡，纳寐可，大便正常。辅助检查：尿常规提示潜血：(++)。查体：舌紫暗，胖大，苔薄黄略腻，脉沉缓无力。

诊断：中医诊断：淋证。西医诊断：泌尿系感染。

治则：活血化瘀，利水通淋，温阳化气，滋肾通关。

处方：桂枝茯苓汤合五苓散合滋肾通关丸，加制附子 6g，石韦 15g。10 剂，水煎，日两次温服。

二诊：2018 年 8 月 16 日。患者自述尿痛消失，2 ～ 3 小时排尿一次，量不多，无明显其他不适。查体：舌暗红，舌体胖大有齿痕，苔黄腻，脉弦细。治则：滋阴补肾，利水通淋。处方：六味地黄汤合五苓散合缩泉丸合二仙汤，加金樱子 15g，桑螵蛸 10g，7 剂，水煎，日两次温服。

三诊：2018 年 8 月 24 日。患者自述无尿频尿痛，咽干减轻，乏力，口干不欲饮。纳寐可，二便正常。查：舌淡暗，舌体胖大，脉弦细无力。治则：滋阴补肾，利水通淋。处方：六味地黄汤合五苓散合缩泉丸合二仙汤，加金樱子 15g，桑螵蛸 10g，党参 15g，生黄芪 30g，干姜 10g。6 剂，水煎，日两次温服。

按语：患者老年女性，多年为"尿频、尿急、尿痛、黏膜干涩"所苦，西医考虑此为白塞综合征，西药治疗该病毒副作用大，且效果不佳。中医就其症状，将其归属于水液代谢异常疾病。《素问》有云："肾者主水，受五脏六腑之精而藏之。""肾者水脏，主津液。"可见，肾在调节体内水液平衡方面起着非常重要的作用，故笔者认为治水应以补肾为要。然该患者首诊时见尿频，排尿时尿道口有灼热感，尿常规提示潜血（++），此为痰湿瘀血阻于下焦，日久郁而化热，笔者认为"急则治其标，缓则治其本"，邪气不除，则正气无以立足，故首诊以桂枝茯苓汤为基础活血化瘀，通阳利湿，合五苓散以温阳化气，利湿行水，同时以滋肾通关丸引火归原，以协助去下焦湿热壮火。二诊急性症状好转，此时则应治其本，人体内水液的潴留、分布与排泄，主要靠肾气的"开"和"阖"，故以六味地黄汤为基础，合二仙汤加味以补肾，意在阴中求阳，阴阳双补；合缩泉丸以温肾固缩；同时勿忘以五苓散温阳化气，利湿行水，化脾肾已成之湿。三诊尿频尿痛痊愈，但见乏力，口干不欲饮，脾胃为后天之本，此时勿忘固护中焦，故予干姜甘草汤以温中益气，党参、生黄芪益气补虚。三诊过后诸症好转。

（二十三）瘾疹医案 1

董某，男，36 岁。首诊日期：2018 年 5 月 29 日。

主诉：周身皮肤刺痛起红疹 5 年，加重 3 个月。

现病史：患者 5 年前曾于饮酒后汗出当风，而后皮下刺痒，继而出现红疹。服用抗过敏药物后症状可暂时缓解，每遇饮食不慎，或食用辛辣炙煿之品，或大量饮酒，或大量出汗后症状发作，纳可，大便多黏滞不爽，日 1～2 次，夜寐一般。既往史：否认高血压、糖尿病病史。查体：舌质红，苔黄腻，脉弦细。

诊断：中医诊断：瘾疹。西医诊断：过敏性皮炎。

治则：寒热平调，散结除痞，健脾祛湿，祛风止痒。

处方：半夏泻心汤加土茯苓 30g，石韦 15g，赤芍 15g，穿山龙

20g，乌梅 10g，防风 10g。6 剂，水煎，日两次温服。

二诊：2018 年 6 月 8 日，药后出疹症状减半，现躯干部皮疹消失，仅四肢有疹，大便稍成形。查体：脉弦，淡红，苔薄黄。寒热平调，散结除痞，健脾祛湿，祛风止痒。效不更方，守方 7 剂，继续口服以巩固治疗。

三诊：2018 年 6 月 19 日，饮酒或活动汗出后皮肤瘙痒，反酸，烧心，二便正常。查体：脉弦细，舌质红，苔黄腻。治则：寒热平调，疏肝和胃，健脾祛湿，祛风止痒。处方：半夏泻心汤合左金丸，加木瓜 15g，浙贝母 15g，土茯苓 30g，石韦 15g，穿山龙 20g，乌梅 10g，防风 10g，赤芍 15g。8 剂，水煎，日两次温服。

按语：患者皮疹、瘙痒反复发作，大便黏滞不爽，虽然为皮肤病，但是辨证时考虑为中焦脾胃湿热引起，采用半夏泻心汤为主方加减治疗，半夏泻心汤寒热平调，散结除痞；土茯苓、石韦、穿山龙清热祛湿解毒；赤芍凉血活血；乌梅、防风一散一收，调解皮肤毛孔开阖，具有较好的抗过敏作用。三诊时患者胃脘反酸，烧心，考虑为中焦脾胃运化失常，在原方基础上，合用左金丸泻火疏肝、和胃止痛，加入木瓜、浙贝母制酸止痛。患者自诉服用 1 剂中药而瘙痒减轻，皮疹减少，前后共服用 1 个月，皮疹、瘙痒彻底消失，大便成形，反酸、烧心改善。嘱患者清淡饮食，忌酒，避免剧烈运动和大汗淋漓，随访半年瘾疹未复发。

（二十四）瘾疹医案 2

关某，女，62 岁。首诊日期：2018 年 11 月 15 日。

主诉：周身片状红斑 7 个月余。

现病史：患者自诉 7 个月前因食用某种鱼类后，出现周身红斑（除外面部），反复发作，融合成片，奇痒难耐，腰臀部较明显，下午及夜间较重。红斑发作时，口服抗过敏药后开始有效，后来抗过敏药逐渐无明显效果。心烦，口干渴，喜热饮，气短，微喘闷。颜面水肿，目外眦痒。小便调畅，大便偶溏，2 次 / 日。查体：舌质淡暗，红绛，舌尖赤，苔薄黄，脉沉缓无力。辅助检查：曾于外院检查，提示多种食物等物过敏。

诊断：中医诊断：瘾疹。西医诊断：过敏性皮炎。

治则：解表散寒，温阳化气，健脾祛湿，透疹止痒。

处方：小青龙汤合五苓散，加穿山龙 20g，石韦 15g，乌梅 10g，防风 10g。7 剂，水煎，日两次温服。

二诊：2018 年 12 月 3 日。患者自诉药后皮肤瘙痒及红斑明显减轻，斑色几近消退，但 4 日前因碰触韭菜后，再次出现皮肤红斑，奇痒难忍，复发如初。纳寐可，小便多，大便可。查体：舌质淡暗，苔薄黄，脉弦细。治则：凉血活血，健脾祛湿，发表透疹，祛风止痒。处方：桂枝茯苓汤加石韦 15g，穿山龙 30g，徐长卿 20g，败酱草 30g，生薏苡仁 30g，乌梅 10g，防风 10g，紫草 15g，半枝莲 30g，半边莲 15g，重楼 20g，细辛 3g。6 剂，水煎，日两次温服。

按语：本案患者因食鱼中毒，出现颜面、周身浮肿，皮肤红斑，瘙痒异常，在西医多次用抗过敏药，开始有效，半年后无效，中医辨证病位仍在太阳经，属经腑同病。从汗、尿排出病邪为其正治之法，因此首诊采用太阳经腑同治法，用五苓散合小青龙汤加味治疗。使用小青龙汤意在开太阳，因久病入里，故使里邪透达于外，从表祛除寒饮。五苓散温阳化气利小便，从太阳腑排出病邪，属于经腑同治法。穿山龙、石韦清热利湿；乌梅防风解表祛风，具有较好的抗过敏作用。

二诊复发后，采用桂枝茯苓汤清热利湿，活血散结，加入大量清热解毒、利水渗湿之品，如石韦、败酱草、生薏苡仁、紫草、徐长卿、半边莲、半枝莲、重楼；乌梅、防风、细辛祛风解表，防止过寒伤正。本方服用 5 剂后，周身红疹完全消退，水肿消失，瘙痒痊愈。

（二十五）面游风医案

崔某，女，59 岁。首诊日期：2017 年 12 月 22 日。

主诉：面部红疹反复发作 10 年，加重 10 天。

现病史：患者 10 年前开始出现面部红疹反复发作，在某医院诊断为"红斑痤疮"，曾多处诊治但效果不佳（具体不详），皮疹时好转时坏。近 10 天来皮疹较前加重，遂来诊。现症见：面部红疹起脓疱，有白尖，头发中散在丘疹。病来纳寐可，二便正常。查：舌质淡暗，苔黄腻，脉弦细。

诊断：中医诊断：面游风。西医诊断：红斑痤疮。

治则：寒热平调，消痞散结，燥湿化痰，疏风透疹。

处方：半夏泻心汤加土茯苓 30g，石韦 15g，桑寄生 20g，连翘 15g，白花蛇舌草 30g，紫草 30g，荆芥 10g。15 剂，水煎，日两次温服。

二诊：2018 年 1 月 12 日，药后面部红疹较前明显好转，双耳外耳道痒，皮肤脱屑，余无特殊变化。纳寐可，二便调。查：舌质暗，苔黄腻胖大，脉弦细。治则：寒热平调，消痞散结，燥湿化痰，疏风透疹。处方：半夏泻心汤加土茯苓 30g，石韦 15g，桑寄生 20g，连翘 15g，白花蛇舌草 30g，紫草 30g，荆芥 10g，柴胡 10g，龙胆草 6g。7 剂，水煎，日两次温服。

三诊：2018 年 1 月 24 日。药后无新起红疹，纳寐可，偶有心慌。查：舌淡暗，苔黄腻，脉弦细。方药：治则：寒热平调，消痞散结，燥湿化痰，疏风透疹。处方：半夏泻心汤加土茯苓 30g，石韦 15g，桑寄生 20g，连翘 15g，白花蛇舌草 30g，紫草 30g，荆芥 10g，柴胡 10g，龙胆草 6g，茯苓 15g，当归 15g。7 剂，水煎，日两次温服。

按语： 以上处方思路均以半夏泻心汤为基础方，随证加减，笔者认为，皮肤病虽有热，症状主要表现在皮肤，以"火"和"热"为外在表现，但舌脉提示体内有寒有湿，治疗必须综合考虑四诊，综合辨证。本案患者的治疗从中焦脾胃入手，半夏泻心汤寒热平调，消痞散结，燥湿化痰，土茯苓、石韦等清热祛湿，连翘、紫草、荆芥具有宣发透邪外出之功效，白花蛇舌草清热解毒，半夏泻心汤加柴胡组成小柴胡汤，具有和解少阳之功效，龙胆草清肝胆湿热，茯苓淡渗利湿，桑寄生祛风湿补肝肾，随访半年，红疹未复发。

（二十六）肺风粉刺医案 1

张某，女，19 岁。首诊日期：2019 年 1 月 7 日。

主诉： 面部痤疮 10 年。

现病史： 患者 10 年前面部开始出现红疹，有脓点，不痒，活动后发红，天热时加重，于皮肤科诊断为"痤疮"，随着年龄增长，痤疮逐渐加重。患者平素口味偏辣，手心足心热，口干。月经史：14 岁初潮，经期 6 ～ 7 天，周期 30 天左右，末次月经 12 月 21 ～ 26 日。查：舌红，少苔，舌尖赤，脉弦滑。

诊断： 中医诊断：肺风粉刺。西医诊断：痤疮。

治则： 滋阴清热，引火归原，解毒散结，宣发透疹。

处方：引火汤加连翘 15g，忍冬藤 30g，虎杖 15g，半枝莲 15g，肉桂 6g，荆芥 10g。6 剂，水煎，日两次温服。

二诊：2019 年 1 月 16 日。月经将至，颜面红疹较前改善，纳寐可，大便偏干，排便不畅，小便正常。查：舌红，苔薄黄，舌尖赤，脉弦滑。月经间期治则：滋阴清热，除烦通便，解毒散结，宣发透疹。处方：引火汤加连翘 15g，忍冬藤 30g，虎杖 15g，半枝莲 15g，肉桂 6g，荆芥 10g，栀子 10g，淡豆豉 15g。8 剂，水煎，日两次温服。月经期治则：滋阴清热，解毒散结，温经活血，宣发透疹。方药：引火汤加连翘 15g，忍冬藤 30g，虎杖 15g，半枝莲 15g，肉桂 6g，荆芥 10g，益母草 15g，炮姜 10g。4 剂，水煎，日两次温服。

按语： 患者面部出现红疹，有脓点，不痒，活动后发红，天热时加重，口干，平素口味偏辣，手心足心热。舌红，少苔，舌尖赤，脉弦滑。考虑为阴虚火旺，热盛动血证，给予引火汤加减，引火汤滋阴清热，引火归原。连翘、忍冬藤、虎杖、半枝莲清热解毒，软坚散结；肉桂引火下行；荆芥清热透疹。笔者认为，痤疮的治疗，月经期当祛寒，要用温药；平时要清火，用荆芥、连翘、金银花等透发之品。嘱患者必须忌口，不食辛辣，不饮酒，不熬夜，否则辛辣之物容易生热，病情容易反复。治疗痤疮要整体辨证，不能单纯用清热解毒药，要治病求本。

（二十七）肺风粉刺医案 2

李某，男，15 岁。首诊日期：2019 年 3 月 12 日。

主诉：痤疮反复发作 3 年。

现病史：患者 3 年来皮肤反复出现痤疮，成簇状，大者如黄豆，小者如小米，胸背、颜面和头皮满布，常因搔抓后渗出结痂，严重影响形象，患者因"面子"问题导致沉默寡言。在多家医院皮肤科和内科就诊，给予外用药膏外涂和清热解毒中药口服，效果欠佳。纳少，食欲差，食后胃胀不舒，夜寐晚，大便干燥而粗，小便正常，畏寒，手足湿冷。既往史：自幼肥胖，近两年因学习压力大消瘦10kg，便秘多年，大便干硬而粗，排便不畅，大便后马桶被堵。查：舌红，苔黄腻，脉弦紧。

诊断：中医诊断：肺风粉刺。西医诊断：痤疮。

治则：升清降浊，疏肝理脾，疏风清热，软坚散结。

处方：半夏泻心汤合升降散合四逆散，加制吴茱萸6g，金银花15g，连翘15g，荆芥10g，白芷10g，忍冬藤15g，肉桂6g。7剂，水煎，日两次温服。

二诊：2019年3月21日。患者药后自觉陈旧性痤疮向外透发，痛痒不明显，手足寒症状改善，周身痤疮变少，体积缩小，大便较前通畅。查：舌红，苔黄腻，脉弦细。治则及方药不变，上方7剂继续服用。

三诊：2019年4月2日。后背部痤疮明显减少，两颊痤疮减少，无新发，额头和口周有新起痤疮，不痛不痒，头皮内丘疹新起较多，冒白尖，大便干燥难排，日1次，纳寐可。手足尖冷但不畏寒。查：舌红，苔黄腻，脉弦细。治则：寒热同调，软坚散结，祛风除湿，疏肝理脾。处方：半夏泻心汤合四逆散，加赤芍15g，土茯苓30g，石韦15g，忍冬藤30g，半枝莲15g，当归25g，连翘15g，金银花15g，荆芥10g，防风10g，白芷10g，吴茱萸6g，酒大黄6g。7剂，水煎，日两次温服。

按语：痤疮是毛囊皮脂腺单位的一种慢性炎症性皮肤病，主要好发于青少年，临床表现以好发于面部的粉刺、丘疹、脓疱、结节等多形性皮损为特点。对青少年的心理和社交影响很大，常规以局部外用药物和口服糖皮质激素治疗，常规中医多以清热解毒治疗为主，该患者曾在外院用清热解毒治疗后，自觉畏寒，手足湿冷，胃脘部不适。笔者临床治疗此类疾病，使用"温托法"，该病表现为局部的热和全身的寒，根源在于中焦脾胃功能失常，治疗上以半夏泻心汤寒热同调，散结除痞；加吴茱萸温中补虚，升降散升清降浊，散风清热；四逆散透邪解郁，疏肝理脾；加入金银花、连翘、荆芥、白芷清热透表，忍冬藤、僵蚕、半枝莲软坚散结，土茯苓、石韦清热利湿，当归活血化瘀。患者服药1个月后，周身皮肤痤疮明显减少，丘疹从里向外透发，皮肤反复脱屑，便秘、干燥症状改善，手足转温，连续治疗两个月后，周身皮肤丘疹消退，无色素沉着，皮肤逐渐趋于平整光滑，纳寐可，体力可，精神状态佳。

（二十八）湿疹医案

高某，男，70岁。首诊日期：2018年3月8日。

主诉：周身皮疹伴渗出1年半，加重半年。

现病史：患者于2015年8月在本钢总医院诊断为慢性湿疹，曾住院治疗，后因治疗效果不好，又陆续到多家个体诊所治疗，症状逐渐加重，皮肤瘙痒，彻夜难眠，搔抓后渗出，流血，皮肤反复结痂，干燥粗糙增厚有裂纹，形如硬壳状，自行口服湿毒清胶囊，外用膏剂（不详），效果不佳。现症见：周身皮疹，皮损，红肿，剧烈瘙痒，多处渗出流血。易出汗，纳可，寐差（因瘙痒），大便黏，日一行。既往史：脑出血2次，脑梗死1次，遗留右侧肢体活动不利；高血压病史 10 年，自行口服降压药，未规律监测血压。查：舌红，苔黄腻，脉沉涩。

诊断：中医诊断：湿疹。西医诊断：慢性湿疹。

治则：寒热同调，健脾祛湿，通腑泄浊，凉血透疹。

处方：半夏泻心汤加土茯苓 30g，石韦 15g，赤芍 30g，连翘 30g，白花蛇舌草 30g，重楼 15g，苦参 15g。6 剂，水煎，日两次温服。

二诊：2016 年 3 月 17 日。药后湿疹明显改善，瘙痒减轻，夜可入眠，大便干，1～2 日一行，排便不畅。查：舌红，苔黄腻，脉弦滑。治则：寒热同调，健脾祛湿，通腑泄浊，凉血透疹。处方：半夏泻心汤加土茯苓 30g，石韦 15g，赤芍 30g，连翘 30g，白花蛇舌草 30g，重楼 15g，苦参 15g，酒大黄 10g，生薏苡仁 30g。6 剂，水煎，日两次温服。

三诊：2018 年 3 月 25 日。药后诸症均减轻，大便通畅，日 1 次，寐可，小便不畅，午后 4～5 点自觉身体烦热。查：舌红，苔黄腻，略滑，脉弦滑。治则：寒热同调，健脾祛湿，通腑泄浊，凉血透疹。处方：半夏泻心汤加土茯苓 30g，石韦 15g，赤芍 30g，连翘 30g，白花蛇舌草 30g，重楼 15g，苦参 15g，生薏苡仁 30g，瓜蒌 15g，浙贝母 15g，酒大黄 8g。7 剂，水煎，日两次温服。

四诊：2018 年 4 月 7 日，皮肤渗出减轻，仍痒，寒热往来，多梦，大便不成形，日 1 次。查：舌质红，苔黄腻，脉弦滑。治则：寒热同调，健脾祛湿，祛风止痒，凉血透疹。处方：半夏泻心汤加柴胡 10g，土茯苓 30g，石韦 15g，穿山龙 20g，赤芍 30g，蒲公英 30g，浙贝母 15g，乌梅 15g，桃仁 10g，蛇蜕 10g，红花 15g，青蒿 15g。6 剂，水煎，日两次温服。

后以中药散剂长期口服以巩固疗效。处方及药物组成如下：六味地黄丸合五苓散合五子衍宗丸合半夏泻心汤合血府逐瘀汤合活络效灵丹，加土茯苓100g，石韦20g，穿山龙20g，苍术10g，生薏苡仁30g，黄柏15g，砂仁15g，秦艽15g，乌梅30g，徐长卿20g，皂角刺15g，金银花30g，连翘15g，防风10g，白芷15g，浙贝母15g，蜈蚣2条，全蝎15g，郁金15g，生黄芪50g，葛根30g，天麻15g，钩藤30g。1剂研末，8～10g/次，日两次，开水冲服。

按语： 本案患者有湿疹，周身皮肤皮疹瘙痒，搔抓后破溃渗出，反复发作，病程较长，治疗过程曲折复杂，患者发病虽在皮肤，但是综合考虑四诊资料，治疗和调理抓中焦脾胃，以半夏泻心汤为主方加减，辨证加入清热利湿、化痰散结、清热解毒、活血化瘀等药，病情稳定后用散剂补肾、活血、利湿、疏肝、祛风之品以巩固，防止复发。

（二十九）睑废医案

柏某，女，58岁。首诊日期：2015年5月9日。

主诉：左眼睑下垂1个月。

现病史：患者自述18年前因心慌、消瘦、手抖，于本溪市金山医院确诊为"甲状腺功能亢进"，发病时无双眼突出，无双眼肿痛，无甲状腺疼痛，未应用^{131}I及手术治疗，规律口服药物1年后治愈，10余年来未口服药物。1个月前开始出现左眼睑下垂，双眼睑水肿，怕冷，乏力等症状，于社区医院行针灸治疗近1月，眼睑下垂无改善。现症见：左眼睑下垂，双眼睑水肿，怕冷，乏力，心烦，嗳气，呃逆，胸闷，大便干，3～4天一次，寐差，舌质淡，水滑苔，脉沉缓无力。查体：心率60次/分，甲状腺Ⅰ度肿大，质韧，可触及多个结节，可随吞咽而活动，左眼睑下垂，左眼眼裂减小，双眼睑水肿，双眼球无突出，运动正常，无复视，无疼痛，心肺听诊正常，双下肢无浮肿。甲状腺彩超示：甲状腺结节（TI-RADS 3 级），甲功五项：甲状腺激素 11.31pmol/L，三碘甲状腺原氨酸 4.96pmol/L，促甲状腺激素 17.1uIU/mL，抗甲状腺球蛋白抗体：102.3IU/mL，甲状腺过氧化酶抗体：37.0IU/mL；24 小时动态心电图示：偶发房性期前收缩，偶发室性期前收缩。

诊断：中医诊断：睑废。西医诊断：甲状腺功能减退症。

治则：温肾助阳，健脾利水。

处方：五苓散合真武汤，加桑寄生 15g，葛根 15g，肉苁蓉 15g，补骨脂 15g，秦艽 15g，独活 10g。8 剂，水煎，日两次温服。

二诊：2015 年 5 月 22 日。患者自诉双眼睑浮肿消失，左眼睑下垂、怕冷、乏力减轻。查：舌质淡暗，苔水滑，脉沉涩。治则：温肾助阳，健脾利水，解肌发表，调和营卫。处方：五苓散合真武汤合桂枝汤，加桑寄生 15g，葛根 15g，肉苁蓉 15g，补骨脂 15g，秦艽 15g，独活 10g。8 剂，水煎，日两次温服。

三诊：2015 年 6 月 6 日。患者自诉左眼睑下垂、呃逆、胸闷消失，双眼睑水肿、怕冷、乏力、心烦、嗳气明显减轻，大便成形，1～2 天一次，小便正常，睡眠明显改善。查体：心率 68 次 / 分，甲状腺Ⅰ度肿大，质韧，可触及多个结节，随吞咽运动，左眼睑下垂消失，左眼眼裂正常，双眼睑略水肿，双眼球无突出，运动正常，无复视，无疼痛，心肺听诊正常，双下肢无浮肿，舌质淡，水滑苔，脉弦滑。复查甲功三项：甲状腺激素 14.3pmol/L，三碘甲状腺原氨酸 4.42pmol/L，促甲状腺激素 3.8uIU/mL。治则方药不变，继服 10 剂。

按语：患者左眼睑下垂，双眼睑水肿，怕冷，乏力，胸闷，大便干，舌质淡，水滑苔，脉沉缓无力。临床表现为少阴阳虚寒化证，阳气具有固护肌表、温煦肢体、推动气血津液运行等作用。肾阳为一身阳气之根本，肾阳不足，命门火衰，表现为形寒、肢冷、神疲之象；肾阳虚衰则不能温煦脾土，脾阳虚衰，脾失健运，则出现纳呆、腹胀、体重增加、便秘或便溏；脾阳虚则水失健运，则表现为水肿，或成痰成饮；运化失职，清阳不升，则表现为嗜睡、表情淡漠；肾阳虚衰，累及于心阳，而常见脉缓等症。患者肾阳虚，则开阖不利，不能化气行水；脾阳虚，则运化水湿功能减退，而致水液停聚，"湿聚为水，积水成饮，饮凝为痰"，水湿泛溢于肌肤则水肿，痰饮流窜于经络筋脉，而出现关节肿痛、皮下结节等。其病势缠绵，难以速愈。根据"病痰饮者，当以温药和之"的原则，用五苓散合真武汤温阳化气利水为主。方中制附子温经散寒，补益元阳；茯苓、猪苓甘淡渗利，健脾利湿；配伍白术燥湿健脾，使水有所制；泽泻利水祛湿兼以清热，以防附子之热；桂枝温通阳气，内助膀胱气化，协渗利药以布津行水。炮姜温中和胃，又有散水之功；葛根取其升举之用，以助废睑上举；患者年老体弱，脾肾阳虚，加之久病耗气伤阳，加独活、桑寄生、秦艽、补骨脂、肉苁蓉等温补之药，以补肾强筋，以固其本；炙甘草调药和中。患者治疗两个月后，眼睑水肿和下垂完全消失，甲功三项指标正常，乏力畏寒症状完全缓解。

（三十）瘿病医案 1

李某，女，63 岁。首诊日期：2018 年 10 月 29 日。

主诉：畏寒 5 年。

现病史：患者 5 年前初起左臂凉，继而周身畏寒，现脐上凉，脐下热，偶有心悸，畏进凉食，胃胀，嗳气，矢气不多，纳可，寐欠佳，入睡困难，小便调，大便干，2～3日一行，偶有球状便。面色㿠白无光泽，形体消瘦，神情淡漠。既往史：高血压病史10余年，目前口服珍菊降压片治疗，血压控制可。辅助检查：心电图提示窦性心动过速，中度ST段压低。甲功五项：促甲状腺激素0.019uIU/mL（轻度下降）。甲状腺彩超提示甲状腺右叶增大，甲状腺回声，甲状腺右叶低回声结节。心脏彩超示：主动脉瓣微量反流，二尖瓣微量反流，三尖瓣轻度反流，左室舒张功能减低。查体：舌质紫暗，苔黄腻，脉弦细。

诊断：中医诊断：瘿病。西医诊断：亚临床甲状腺功能亢进。

治则：疏肝理气，活血化瘀。

处方：血府逐瘀汤加郁金15g，党参15g，黄芪15g，香附10g。6剂，水煎，日两次温服。

二诊：2018年11月9日。患者自诉背冷减，心慌改善，内心经常有恐惧感，胆小易惊，夜寐欠佳，二便调。查体：舌质淡暗，苔黄腻，脉弦细。治则：理气化痰，和胃利胆，通阳散结，解郁宽胸。处方：温胆汤合栝楼薤白半夏汤，加党参15g，生黄芪15g，夜交藤30g，合欢皮30g。15剂，水煎，日两次温服。

按语：患者初诊时脐上冷，寐差，舌质紫暗，脉弦细，考虑气机不畅，气滞血瘀所致，给予血府逐瘀汤疏肝理气，活血化瘀，调畅气机。二诊患者因胆小易惊，有恐惧感，夜寐欠佳，舌淡暗，苔黄腻，脉弦细，考虑胆郁痰扰证，使用温胆汤理气化痰，和胃利胆，栝楼薤白半夏汤行气解郁，通阳散结，祛痰宽胸，党参、黄芪健脾益气，夜交藤、合欢皮疏肝解郁，养血安神。本方使用1个月，患者后背冷减轻，夜寐实，心情舒畅，体重增加，面色红润。

（三十一）瘿病医案 2

关某，女，42 岁。首诊日期：2018 年 12 月 13 日。

主诉：心悸、手抖 10 天。

现病史：10 日前生气后出现心悸、手抖不适，因症状持续不解，来门诊就诊。患者平素畏寒，晨起口苦，手冷，夜寐欠佳，易醒，小便可，大便正常，每日一行。月经史：14 岁初潮，月经期 5～7 天，周期 25～30 天，末次月经 11 月 28 日。近 7 年来月经量逐渐减少，3 天即净。查体：舌质红，略暗，苔薄黄，脉弦细。辅助检查：甲功五项提示促甲状腺激素 0.84uIU/mL。心电图正常。甲状腺彩超示：甲状腺双叶低回声结节，右侧低回声结节，大小为 0.67cm×0.42cm，其内散在强回声光点，周边可见血流信号。

诊断：中医诊断：瘿病。西医诊断：甲状腺功能亢进。

治则：疏肝解郁，理气活血。

处方：血府逐瘀汤加郁金 15g，党参 15g，黄芪 15g，香附 10g。8 剂，水煎，日两次温服。

二诊：2019 年 1 月 4 日。患者自诉药后心慌好转，口苦减轻，手脚凉好转，仍有心悸，强光刺激后眼胀、畏光、月经量减少，无痛经，夜寐差，入睡困难，早醒，大便成形，日 1 次。自诉情绪特别紧张，易怒。查：舌红，苔薄黄，脉弦滑数。治则：清热燥湿，理气化痰，和胃利胆，养心安神。处方：黄连温胆汤合交泰丸合甘麦大枣汤，加夜交藤 30g，合欢皮 30g，党参 15g，黄芪 15g。8 剂，水煎，日两次温服。

按语：首诊时患者生气后出现心悸、手抖、月经量减少，舌暗红，脉弦细，考虑为气滞血瘀导致，用血府逐瘀汤加味疏肝解郁，理气活血。二诊方为黄连温胆汤合交泰丸合甘麦大枣汤加减，黄连温胆汤具有清热燥湿、理气化痰、和胃利胆之功效，笔者在临床上常用于因惊恐、紧张、生气等精神因素所导致的疾病，对改善心慌、心悸、失眠、口苦等临床症状具有较好的疗效，交泰丸是治疗心肾不交型不寐的专方，夜交藤、合欢皮疏肝解郁助眠，党参、黄芪益气补虚。本案患者治疗1个月后病情稳定，心悸、手抖基本消失，偶尔眼胀，纳寐可，二便正常，月经量稍增。嘱定期复查甲状腺功能和彩超。笔者认为，该患者为生气后导致心悸、手抖、失眠，治疗应分两步走，先予血府逐瘀汤加味活血行气，气滞好转后再予温胆汤疏通肝胆气机、安神，深以为然。

（三十二）瘿病医案 3

李某，女，42 岁。首诊日期：2019 年 4 月 28 日。

主诉：颈前疼痛 3 月余。

现病史：患者自述 3 月余前无诱因出现颈前疼痛，发热，心悸、气短症状。自行口服止痛药无效，2 月余前于本钢总医院查：甲功三项提示三碘甲状腺原氨酸 12.66pmol/L，甲状腺激素 34.47pmol/L，促甲状腺激素 0.023uIU/mL，抗甲状腺球蛋白抗体 61.5IU/mL，甲状腺过氧化物酶抗体 ＜ 37.0IU/mL。甲状腺彩超示：左叶为 3.23cm×1.58cm×1.69cm；右叶为 4.36cm×1.30cm×1.78cm；峡部 0.33cm，甲状腺实质回声欠均匀，略粗，血流丰富。右叶可见斑片状低密度，大小 0.85cm×0.59cm，边界不清。诊断提示：甲状腺右叶低回声，亚甲炎？甲状腺左叶结节（TI–RADS 3 级），经检查确诊为亚急性甲状腺炎。建议口服糖皮质激素治疗，患者因血糖偏高，拒绝应用激素，故只给予口服"双氯芬酸钠片止痛治疗，颈前仍疼痛，偶有发热，未监测体温。现症见：颈前疼痛，吞咽时加重，畏寒，乏力，气短，纳寐可，小便可，大便不成形，2～3次/日。查体：体温36.5℃，甲状腺Ⅰ度肿大，质韧，明显压痛，可触及结节。舌质紫暗，苔水滑，脉弦细。既往史：发现血糖高1年（具体不详，未药物治疗）。检查：糖化血红蛋白6.3%；空腹血糖6.71mmol/L；血常规回示正常；血沉19mm/h；甲功三项：三碘甲状腺原氨酸3.03pmol/L，甲状腺激素7.95pmol/L，促甲状腺激素35.60IU/mL。

诊断：西医诊断：亚急性甲状腺炎。中医诊断：瘿病（痛瘿）。

治则：温阳化痰，消肿散结。

处方：吴茱萸汤合阳和汤，加夏枯草30g，法半夏10g，连翘15g，车前子30g，玄参15g，生牡蛎30g，浙贝母15g，桃仁10g，6剂，水煎，日两次温服。

二诊、三诊时患者自述颈前疼痛明显减轻，未出现发热症状，双氯芬酸钠片已停用，效不更方，予前方继服12剂。

四诊：2019年6月3日。患者自诉颈部疼痛基本消失，畏寒、乏力、气短消失，偶有头痛、右肋痛，纳寐可，小便可，大便成形，1～2次/日。查体：体温36.5℃，甲状腺Ⅰ度肿大，质韧，右侧轻度压痛，可触及结节。舌质淡暗，苔薄黄，脉弦滑。检查：甲功三项提示三碘甲状腺原氨酸4.14pmol/L，甲状腺激素12.07pmol/L，促甲状腺激素6.27IU/mL。肝功能：正常。治则：温阳化痰，消肿散结。处方：吴茱萸汤合阳和汤，加夏枯草30g，法半夏10g，连翘15g，车前子30g，玄参15g，生牡蛎30g，浙贝母15g，桃仁10g，三棱10g，莪术10g，生黄芪15g，郁金15g。7剂，水煎，日两次温服。

按语： 该患者颈痛 3 个月，病程迁延日久，失治误治，损伤正气，而致脾肾阳虚，寒凝血瘀，结于颈前，经久不消。治疗时要温阳化痰，消肿散结止痛，方以吴茱萸汤合阳和汤加减。颈前为肝经循行部位，用吴茱萸汤温肝暖肝，散寒止痛。阳和汤重用熟地黄以滋补阴血，填精益髓，配以血肉有情之鹿角胶补肾助阳，益精养血，两者合用，温阳养血；加党参补脾益气以治其本。少佐炙麻黄宣通经络，与肉桂、白芥子补肾温经，散寒化痰，开腠理，散寒结，引阳达表，通行周身。患者病情日久，迁延不愈，病入血分，夏枯草、连翘、玄参清热凉血、解毒散结；生牡蛎、浙贝母、法半夏散结消肿；生姜、大枣、炙甘草调胃和中。患者四诊时甲状腺疼痛基本消失，以原方加三棱、莪术，以增活血化瘀之功，加生黄芪补脾益气以治其本，加郁金以增疏肝行气止痛之功。药后疼痛缓解，甲状腺功能恢复正常。

（三十三）瘿病医案 4

徐某，男，42 岁。首诊日期：2019 年 6 月 10 日。

主诉： 颈前疼痛半月余。

现病史： 半月前出现颈前疼痛，并呈进行性加重，无心悸、汗出、发热，于西医院检查后诊断为"亚急性甲状腺炎"，因西医无特殊有效治疗方法，遂来我院就诊。现症见：颈前疼痛，右侧明显，纳寐可，二便通畅。舌质淡暗，苔水滑，脉弦细（近两个月家中琐事较多，劳累，心力交瘁，情志不舒）。既往史：既往体健。查体：体温正常。颈部增粗，压痛（＋），质韧。辅助检查：甲状腺彩超提示甲状腺左叶 4.69cm×1.37cm×0.96cm，右叶 4.93cm×1.95cm×2.12cm，峡部厚约 0.27cm，甲状腺右叶增大，实质回声不均，血流信号略丰富。甲功五项：甲状腺过氧化物酶抗体 1.28IU/mL，抗甲状腺球蛋白抗体 21.47IU/mL，促甲状腺激素 0.04uIU/mL，甲状腺激素 19.48pmol/L，三碘甲状腺原氨酸 5.70pmol/L。血常规：白细胞 $9.66×10^9$/L。

诊断：中医诊断：瘿病。西医诊断：亚急性甲状腺炎。

治则：行气疏肝，活血止痛。

处方：柴胡疏肝散加郁金 15g，忍冬藤 30g，半枝莲 15g，连翘 15g，夏枯草 30g，三棱 8g，莪术 8g，延胡索 15g，川楝子 10g，丹参 15g。7 剂，水煎，日两次温服。

二诊：2019 年 6 月 21 日。患者自诉药后右侧颈前疼痛较前好转，但左侧疼痛加重 5 天，放射至后枕部，甚至痛不可忍，下午及夜间较重，夜不能寐，伴发热，无寒战。舌质红，苔黄腻，脉弦细。查体：血压 127/82mmHg，心率 91 次 / 分，体温 38.2℃。查：颈前疼痛，左侧压痛明显，余查体较前无特殊改变。治则：行气疏肝，活血止痛。处方：柴胡疏肝散加郁金 15g，忍冬藤 30g，半枝莲 15g，连翘 15g，夏枯草 30g，三棱 8g，莪术 8g，延胡索 15g，川楝子 10g，丹参 15g，乳香 8g，没药 8g。7 剂，水煎，日两次温服。

三诊：2019 年 7 月 2 日，药后颈前疼痛明显减轻，无发热，已不影响休息。舌质红，苔薄黄，脉弦细。治则：行气疏肝，活血止痛。药物组成：柴胡疏肝散加郁金 15g，忍冬藤 30g，半枝莲 15g，连翘 15g，夏枯草 30g，三棱 8g，莪术 8g，延胡索 15g，川楝子 10g，丹参 15g。7 剂，水煎，日两次温服。

四诊：2019 年 7 月 24 日，颈前已无疼痛，无发热，无明显不适。纳寐可，二便调。辅助检查：促甲状腺激素 4.80uIU/mL，甲状腺激素 11.40pmol/L，三碘甲状腺原氨酸 3.11pmol/L。甲状腺彩超示：甲状腺左叶大小为 4.35cm×1.43cm×1.14cm，右叶大小

4.90cm×1.48cm×1.48cm，峡部 0.31cm，实质回声欠均匀，血流回声略丰富。治则：行气疏肝，活血止痛。处方：柴胡疏肝散加郁金 15g，忍冬藤 30g，半枝莲 15g，连翘 15g，夏枯草 30g，三棱 8g，莪术 8g，延胡索 15g，川楝子 10g，丹参 15g，乳香 8g，没药 8g。10 剂，水煎继服，巩固疗效，随访两个月，诸症均消失。

按语：《诸病源候论·瘿候》云："瘿者，由忧恚气结所生。"《济生方·瘿瘤论治》说："夫瘿瘤者，多由喜怒不节，忧思过度，而生斯疾焉。大抵人之气血，循环一身，常欲无滞留之患，调摄失宜，气凝血滞，为瘿为瘤。"古籍所言，瘿病多由情志内伤所致。本案患者情志郁闷不舒，劳倦内伤，久而气郁，气结则横乘，脾运失职，精气不能运化，久而成湿，湿遇气结所化之火炼而成痰，结于颈前发为瘿瘤。治疗上以行气疏肝、活血止痛为要，故治疗以柴胡疏肝散为基础加减。肝体阴而用阳，血为阴，体用为阳，故在调气疏肝的同时，也要肝血同调。单理气则凝滞之血不行，则气更郁，痛更增加；独活血则气伤，推动无力，血气壅滞。方中用柴胡、香附、郁金、当归、赤芍、三棱、莪术等理气活血之药，破其结气，行其瘀滞。火宜清散，故而应用连翘、夏枯草清热散结，忍冬藤温阳止痛，寒温并用。

（三十四）瘿病医案 5

王某，女，33 岁。首诊日期：2018 年 6 月 7 日。

主诉：畏热、多汗、心悸 1 年。

现病史：患者 2017 年 7 月确诊为甲状腺功能亢进，口服甲巯咪唑片，现每日 1 片，5 月 18 日复查甲功五项、肝功能和血常规均正常。现怕热、汗多，偶有心慌，寐可，大便成形，日 1 次。结婚 1 年半，一直避孕，现欲调理身体备孕，平素月经量正常，轻微痛经，月经周期正常，28 天左右，每次月经 5 天左右，末次月经 2018 年 5 月 27 日。查：舌淡红，少苔，脉弦细。

诊断：中医诊断：瘿病。西医诊断：甲状腺功能亢进。

治则：滋阴补肾，益气养阴，益胃清热，软坚散结。

处方：六味地黄汤合生脉饮合百合地黄汤，加肉桂 6g，夏枯草 15g，玄参 15g，浙贝母 15g，牡蛎 30g。7 剂，水煎，日两次温服。

二诊：2018 年 7 月 7 日。患者自诉心悸心慌，左上肢无力，手足心热，现口服甲巯咪唑片，每天两片，自述复检三碘甲状腺原氨酸、甲状腺激素正常，促甲状腺激素 0.003uIU/mL，颈部饱满，大便干，每日 1 次，寐可。查：舌红绛，无苔，脉弦细。治则：滋阴清热，软坚散结。处方：引火汤合潜阳丹合百合地黄知母汤，加夏枯草 30g，浙贝母 15g，炒白芥子 6g，生牡蛎 30g，玄参 15g。7 剂，水煎，日两次温服。

三诊：上方加减治疗两个月后，复查甲状腺功能完全正常，血常规和肝功能正常。心悸、乏力症状不明显，手心略热，纳寐可，二便调，完全停用西药后，症状及相关指标均未反弹。

按语： 患者就诊初期怕热、心慌、汗多，舌红少苔，脉弦细，考虑阴虚火旺，给予六味地黄汤合生脉散合百合知母汤加减，怕热出汗症状好转，甲状腺功能恢复正常，后期患者舌红绛无苔，脉弦细数，提示阴虚程度加重，虚阳上越，给予引火汤合潜阳丹合百合地黄汤加减治疗，怕热、心慌、出汗等甲状腺功能亢进症状消失，遂停止服用甲巯咪唑片。连续随访 1 年，临床症状和相关指标均未反弹，患者及家属对治疗效果非常满意。

（三十五）瘿病医案 6

付某，男，51 岁。首诊日期：2019 年 1 月 18 日。

主诉：心悸、心烦、汗出，伴突眼 1 年余。

现病史：2018 年 3 月于中国医科大学附属第一医院诊断为"甲状腺功能亢进"，服用甲巯咪唑片 30mg，日 1 次，2018 年 6 月出现甲状腺功能减退症，遂改为甲巯咪唑片治疗，同时服用优甲乐 1/4 片，连续 3 个月甲状腺功能正常。用药期间心悸、心烦，汗出不适时有发作，并伴有突眼。现症见：眼睑浮肿，眼突，迎风流泪，右视力减退，复视，有异物感，曾在本钢总医院住院两次，疗效不满意。手足热，后半夜尿频，3 次左右，纳寐可，大便正常，现口服醋酸泼尼松片 6 片。既往史：既往体健，平素怕热多汗。查：血压 144/103mmHg，心率 89 次 / 分，舌淡暗，苔黄腻水滑，左脉弦细，右脉弦滑。

诊断：中医诊断：瘿病。西医诊断：甲状腺功能亢进。

治则：清热利湿，滋阴泻火。

处方：桂枝茯苓汤合引火汤合潜阳丹，加菊花 30g，刺蒺藜 15g。10 剂，水煎，日两次温服。

按语：患者素体怕热易出汗，眼睑浮肿，舌淡暗，苔黄腻水滑，脉弦滑，考虑痰湿较重，用桂枝茯苓汤清热利湿。同时，患者有手足热，夜间尿频，视力减退等症状，考虑下焦肾水不足，虚热上炎，给予引火汤大补肾水，引火归原，标本同治。菊花、刺蒺藜为治疗眼疾的常用药对，具有清肝明目之功效；黄柏、砂仁、肉桂、龟甲和甘草能滋肾阴，敛相火，长期使用可以改善阴虚火旺的体质。采用上方治疗后，患者停用激素治疗，临床症状得到有效控制，相关检查各项指标正常，突眼症状得到控制。

（三十六）项痹医案

李某，女，45 岁。首诊日期：2019 年 3 月 5 日。

主诉：颈肩部疼痛伴手麻 5 年，加重 1 周。

现病史：患者患颈椎病、椎管狭窄 5 年，颈肩部经常疼痛不适，后背硬如板状，劳累后明显，反复采用牵引、理疗和按摩治疗效果不佳。近 1 周因着凉及劳累后上症加重，颈痛并连及整个头部疼痛，极度畏风、畏寒，疼痛导致无法入睡，颈后有拳头大包块。上肢抬举不能，左臂和左手中指、无名指和小指麻木，自诉经常有电流刺激感，影响工作和生活，苦不堪言。于外院查颈部核磁提示 $C_3 \sim C_7$ 椎间盘突出，$C_5 \sim C_7$ 为著，压迫硬膜囊及脊髓，多家医院均建议行手术治疗，因恐惧手术，患者拒绝。理疗按摩治疗两天后症状不缓解，遂求助于中医。查：血压 115/80mmHg，心率 63 次 / 分，查：舌淡暗，苔白腻，脉沉涩无力。辅助检查：颈部核磁提示颈椎曲度变直，$C_5 \sim C_6$ 椎体前缘见轻度唇样增生，椎间盘信号于 T_2 减低，$C_3 \sim C_7$ 椎间盘向后突出，压迫硬膜囊，脊髓见小弧形压迹。椎管直径＞ 11mm，双侧椎动脉显示未见明显异常。影像诊断：$C_3 \sim C_7$ 椎间盘突出，压迫硬膜囊及脊髓；颈椎退行性变。

诊断：中医诊断：项痹，历节病。西医诊断：颈椎病。

治则：温阳散寒，通络止痛。

处方：葛根汤合麻黄细辛附子汤，加骨碎补 30g，威灵仙 15g，羌活 10g，白芷 10g，天麻 10g，钩藤 30g，制天南星 10g，辛夷 15g，土茯苓 30g。7 剂，水煎，日两次温服。

二诊：2019年3月26日。患者左颈肩部疼痛、畏风，后颈部拳头大包块，皮温低，月经期疼痛等症加重。查：舌淡暗，苔薄白，左脉弦紧，右脉弦滑。治则：温阳散寒，通络止痛。处方：葛根汤合麻黄细辛附子汤，加豨莶草30g，片姜黄15g，伸筋草15g，桑枝30g，防风10g，天麻10g，炙甘草10g，钩藤30g。5剂，水煎，日两次温服。

三诊：2019年4月1日。夜间左颈肩骨痛（神经痛）减轻，夜间可以入睡，现左手麻，16点至22点后颈部疼痛、上臂疼痛麻木减轻，畏寒，大便稀，日1次。查：舌淡，苔黄腻，脉弦紧。治则：温阳散寒，通络止痛。处方：葛根汤合当归四逆汤，加威灵仙15g，羌活15g，制川乌15g，制天南星15g，苍耳子15g，蔓荆子20g，桑枝30g，片姜黄15g，防风10g，天麻10g。6剂，水煎，日两次温服。嘱患者川乌、制天南星与生姜同煎久煎两小时，服用时加蜂蜜，可解毒。以口尝无麻感为度。

四诊：2019年4月8日。患者自诉药后后颈部、头部及左上肢疼痛明显减轻，夜间可安然入睡，日间可以上班及做简单的家务。现症见：头晕，左臂发凉麻木，电流刺激感偶尔出现。自诉颈部疼痛已减去八分，睡眠良好，二便正常。查：舌淡暗，苔薄白，脉沉缓。治则：温阳散寒，通络止痛。处方：葛根汤合当归四逆汤，加威灵仙15g，羌活15g，制川乌15g，天南星15g，苍耳子15g，蔓荆子20g，桑枝30g，片姜黄15g，防风10g，天麻10g，红参10g，豨莶草30g，生黄芪30g，蜂蜜20g（同煎）。5剂，日两次温服。

四诊：2019年4月18日。患者自诉药后胃脘部不适，偶反酸，自行口服小建中颗粒3天后症状改善，现左臂仍麻，略痛，自诉程度为发病时的1/10，困倦乏力，畏寒。后颈部包块冰凉。查：舌淡暗，苔水滑黄腻，脉沉涩。治则：温阳散寒，通经通络，温中补虚，缓急止痛。处方：葛根汤合小建中汤合麻黄附子细辛汤，加片姜黄 15g，桑枝 30g，苍耳子 15g，蔓荆子 20g，豨莶草 30g。12 剂，水煎，日两次温服。

五诊：2019 年 5 月 8 日。患者自诉上肢疼痛麻木消失，电流刺激感消失，略感乏力，月经正常。纳寐可，二便正常。查：舌淡，苔薄黄，脉沉无力。治则：温阳散寒，滋补肝肾，祛风通络，缓急止痛。处方：葛根汤合小建中汤合肾四味加羌活 10g，黄芪 30g，苍耳子 15g，蔓荆子 20g，白芷 15g，威灵仙 15g。8 剂，水煎，日两次温服。

按语：随着电子化产品的普及，颈椎病患者越来越多，近年来更是呈现年轻化趋势。西医学将其分为颈型颈椎病、神经根型颈椎病、脊髓型颈椎病、椎动脉型颈椎病、交感神经型颈椎病、食管压迫型颈椎病。一般采用牵引、理疗、手术、推拿按摩配合药物口服治疗，短期疗效尚可。笔者崇尚《伤寒论》中："太阳病，项背强几几，无汗，恶风者，葛根汤主之。"认为颈项部为太阳经和督脉循行部位，颈椎发病多为阳气受损，结合舌淡，苔白、脉沉细（紧）无力，均为阳气不足、寒湿内盛之征，故在临床上多采用温通法治疗该病。葛根汤为督脉强壮剂，具有温阳散寒、升津舒筋之功效，是治疗督脉阳虚、寒湿内停的常用方剂。麻黄细辛附子汤出自《伤寒论》，具有扶正解表之效，主治素体阳虚，外感风寒证。本院制附子经炮制后毒性减弱的同时，其作用亦相应减弱，而本案患者病情较重，故用制川乌、制草乌各 10g 代替制附子，取其辛温燥烈之性，同时煎煮时要求必须与生姜大火同煎，久煎至两小时以上，以口尝无麻感为度，服药时加入白蜜，可缓和药性，同时减轻川乌、草乌和细辛的毒性。加入豨莶草、片姜黄、伸筋草、桑枝、防风、天麻、钩藤等祛风通络之品，以助药力。待疼痛缓解后，在原方基础上加入红参、黄芪益气健脾，防止攻邪太过以伤人体正气，加入杜仲、牛膝、狗脊、川续断（肾四味）补肾固本，加苍耳子、蔓荆子、白芷等引经药使药效直达病所。患者治疗两个月后，颈背部疼痛麻木缓解，上肢和手指的过电样刺激感消失，头痛、极度畏寒畏风的现象改善，体力恢复正常，可正常上班和生活。

（三十七）虚劳医案

陈某，女，64 岁。首诊日期：2019 年 3 月 22 日。

主诉：乏力伴局部皮下出血 1 年。

现病史：患者自诉因久患"耳聋"，遂自行服用他人所出偏方"苍耳子水"治疗，其后出现全身皮下出血，在本钢总医院诊断为"药物性自身障碍性血小板减少症"，给予激素治疗，出院后患者因错误服药（醋酸泼尼松片 12 片，日 3 次口服）20 余天，体重暴增 15kg，双下肢麻木无力，行动不便，血压、血脂、血糖急剧升高。之后规律服用醋酸泼尼松片半年，血小板呈现断崖式波动，目前使用醋酸泼尼松片，3 片晨起顿服。现阵发性胸闷、心悸、气短，腹部窜痛，腿麻无力，纳寐可，大便不成形，日 1 次，小便可。颜面浮肿发红。查：舌红，苔黄腻，脉弦滑。

诊断：中医诊断：虚劳。西医诊断：药物性自身障碍性血小板减少症。

治则：破血逐瘀，攻下排毒。

处方：桃核承气汤原方，10 剂，日两次服。该患者病因为误服"苍耳子"后，又超量服用醋酸泼尼松片，导致本病的发生。治疗上先予排毒，解除药物的毒副作用。桃核承气汤出自《伤寒论》，原方主治下焦蓄血证。本案患者使用本方，取其逐瘀泄热排毒之功效。

　　二诊：2019 年 4 月 1 日。患者自诉服药后腹痛程度减轻，呈窜痛，喜温喜按。头晕时作，眼花，腿麻，夜寐可，大便溏，日 3 ～ 4 次，畏寒肢冷。激素现减为两片，晨起顿服。3 月 27 日复查血小板为 193×10^9/L。查：血压 153/93mmHg，心率 79 次 / 分。舌红，苔黄腻，脉弦滑。治则：建中温肾，缓急止痛。处方：小建中汤合麻黄细辛附子汤，加葛根 30g，天麻 10g，钩藤 30g，酒大黄 6g。7 剂，水煎，日两次温服。患者腹痛，喜温喜按，头晕眼花，便溏，考虑中焦虚寒，肝脾不和，同时又有畏寒肢冷的症状，考虑下焦肾阳受损。小建中汤具有温中补虚、和里缓急之功效，麻黄细辛附子汤具有助阳解表之功效，加用葛根、天麻、钩藤平肝阳，通经络，降血压。

　　三诊：2019 年 4 月 12 日。患者腹痛减轻，两胁窜痛，头晕如前，心悸气短好转，腿麻好转，纳寐可，二便调，自述尿常规正常。逐渐停用激素。查：血压 152/94mmHg，心率 77 次 / 分。查：舌红，苔薄黄，脉弦滑。治则：建中温肾，缓急止痛。处方：小建中汤合麻黄细辛附子汤合吴茱萸汤，加葛根 30g，天麻 10g，钩藤 30g，制大黄 6g，乌药 15g，荔枝核 15g，小茴香 15g。7 剂，水煎，日两次温服。

　　四诊：2019 年 4 月 22 日。患者自诉着凉后脐下痛，程度有所减轻，乏力懒动，鼻翼两旁皮疹，瘙痒，脱屑，头晕如前，稍气短，腿不麻，纳寐可。自行停服激素两周，4 月 16 日复查血小板为 172×10^9/L。查：舌红，苔薄黄，脉弦细。血压 133/85mmHg，心率 82 次 / 分。治则：滋阴和阳，补肾填精。处方：六味地黄丸合二仙汤合二至丸，加枸杞子 15g，党参 15g，生黄芪 30g，黄精 30g，土茯苓 30g，石韦 15g，穿山龙 15g，6 剂，水煎，日两次温服。患者舌红绛少苔，考虑为肾阴亏虚，以六味地黄汤为基础方，加入二至丸、二仙汤，平补肾阴肾阳；枸杞子、党参、黄芪补气；土茯苓、石韦、穿山龙清热利湿。

五诊: 2019 年 4 月 29 日。患者自诉小腹轻微疼痛,着凉后明显,心烦,头晕,乏力懒动,气短稍喘,纳呆,寐可,二便调,自行停止服用降压药后血压反弹。4 月 24 日复查血小板为 147×10^9/L。查:舌红,苔薄黄,脉滑数。辅助检查:心电图提示部分导联 ST 段轻微下移。治则:滋阴和阳,补肾填精。处方:六味地黄汤合二至丸合二仙汤合生脉饮,加枸杞子 15g,生黄芪 30g,黄精 30g,土茯苓 30g,石韦 15g,穿山龙 15g,仙鹤草 30g,菟丝子 15g。7 剂,水煎,日两次温服。

按语: 药物性自身障碍性血小板减少症以出血为主要症状,常伴有畏寒、发热、头痛、恶心、呕吐等。西医学主要是使用糖皮质激素冲击治疗,在控制症状的同时,骨质疏松、三大物质代谢障碍等副作用也伴随出现。笔者将本病归为"虚劳"的范畴,认为血小板相当于"血中之精",治疗初期以桃核承气汤逐瘀泄热排毒,中期以小建中汤建立中气,吴茱萸汤合麻黄细辛附子汤温肾固本,后期以六味地黄汤合二至丸合二仙汤合生脉饮加减滋补肾精,益气养阴,同时加入石韦、穿山龙、土茯苓清热利湿,防止滋腻碍脾,收效良好。服用中药 1 个月后完全停服激素,服用中药 3 个月,患者临床症状均消失,血小板一直处于正常范围,本钢总医院血液科医师为中医疗效而称赞。

(三十八)腹痛医案

李某,男,80 岁。首诊日期:2018 年 4 月 2 日。

主诉:腹部胀痛兼食欲不振半年。

现病史:患者自诉腹部隐痛有硬物感半年,腹内胀气(嗳气矢气后稍有缓解),纳呆,厌油腻,口渴喜热饮,夜间盗汗,膝以下凉,手足心热，心烦，夜寐一般，多梦，大便不成形，日两次，排不尽感，无便血，小便正常。既往史：2018年3月14日市中心医院检查提示腹腔内肿物4.8cm×2.3cm，淋巴结肿大？诊断为"腹部淋巴结癌？"，因其年龄大，不能耐受手术，未予手术治疗，建议保守治疗，并嘱家属预后差，存活期约3个月。查：舌淡紫，边有齿痕，苔黄腻，脉弦细数。

诊断：中医诊断：腹痛。西医诊断：腹部淋巴结癌？

治则：寒热同调，温肾固下，暖中补虚，散结除胀。

处方：半夏泻心汤合吴茱萸汤合麻黄细辛附子汤合大建中汤，加枳实15g，炒白术15，饴糖15g。6剂，水煎，日两次温服。

二诊：2018年4月10日。患者自述药后排气增多，双膝以下发凉，胃脘部以下按压有硬块，伴隐痛而胀，纳可，大便不成形，每日两次，夜寐一般，多梦。查：舌紫暗，苔黄腻，少津，脉弦滑略数。治则：寒热同调，温肾固下，暖中补虚，散结除胀。处方：半夏泻心汤合吴茱萸汤合麻黄细辛附子汤合大建中汤，加枳实15g，炒白术15，饴糖15g。6剂，水煎，日两次温服。

三诊：2018年4月24日。右上腹包块，隐约疼痛，多梦，下肢凉，纳可，大便可，日两次。查：舌紫暗，苔黄腻，略滑。处方：半夏泻心汤合吴茱萸汤合麻黄细辛附子汤合大建中汤，加枳实15g，炒白术15，饴糖15g，肉桂6g。6剂，水煎，日两次温服。

按语： 患者腹部肿块、肿胀疼痛、口渴喜热饮，双膝以下冷，大便不成形，舌淡紫，边有齿痕，考虑为寒湿所致，治疗以半夏泻心汤合麻黄附子泻心汤加减。半夏泻心汤具有寒热平调、散结除痞之功效；麻黄附子细辛汤温经解表，具有补肾固本之效；肉桂温阳通脉。本案患者在中心医院就诊后，医生判断存活期不超过3个月，手术和放化疗均无价值，在笔者处采用"瘤与人共存"的治疗理念，中药治疗 1 年有余，2019 年 6 月 5 日来诊，患者腹痛减轻，可以停止服用盐酸曲马多，自觉腹部包块变小变软，除口淡无味、食欲差、贫血外，患者体力尚可，肿瘤未继续扩散和增大，每日可自行外出活动。

（三十九）肛痈医案

刘某，男，38 岁。首诊日期：2018 年 9 月 29 日。

主诉：反复肛周脓肿破溃 1 年余。

现病史：患者 1 年前因"肛门疖肿"在某医院行手术治疗。2018 年 5 月 28 日，在沈阳市肛肠医院因"肛周脓肿"行手术治疗；2018 年 9 月 6 日，在沈阳市肛肠医院因"肛周脓肿"再次手术，手术前肠镜显示"直肠炎"，口服药物不佳。其后肛周脓肿反复发作，并呈进行性加重。因手术效果欠佳，脓肿反复发作，故来我处就诊。现症见：肛周术后疼痛，出血，伤口愈合不良，大便不成形，日 3 ～ 4 次，便前腹痛，食后即泻，便不净感。纳寐可，多梦。既往史：既往体健。查：舌红绛，苔薄黄，脉沉涩。血压 139/95mmHg，心率 113 次 / 分。

诊断：中医诊断：肛痈。西医诊断：肛周脓肿。

治则：清热利湿，解毒排脓。

处方：桂枝茯苓汤合仙方活命饮，加石韦 15g，败酱草 30g，生薏苡仁 30g，连翘 30g，酒大黄 6g，蒲公英 30g，重楼 30g，白花蛇舌草 30g。9 剂，水煎，日两次温服。辅助检查：空腹血糖 11.0mmol/L；尿常规：酮体（ － ），尿糖（ +++ ）。嘱患者糖尿病饮食，并给予二甲双胍缓释片 1000mg，日两次口服。并监测血糖。

二诊：2018 年 10 月 7 日。患者自诉服药后出现水样便，每日大便

4～10次，伤口出血，疼痛，因疼痛导致无法睡觉，后背起红色丘疹（红底白尖），瘙痒，逐渐向前胸蔓延。自测空腹血糖9.0mmol/L。查：舌紫暗，苔薄黄，脉弦细。治则：清热利湿，解毒排脓。处方：桂枝茯苓汤合五苓散，加车前子30g，苍术10g，鹿角霜15g，党参15g，生黄芪30g，5剂，水煎，日两次温服。

三诊：2018年10月15日。患者大便仍然不成形，日4次，伤口出血流脓，背部丘疹减轻，瘙痒减轻，夜寐一般。查：舌淡暗，苔黄腻，脉沉缓无力。治则：寒热平调，散结除痞，清热凉血，利湿排脓。处方：半夏泻心汤合葛根芩连汤，加土茯苓30g，石韦15g，炒地榆15g，鹿角胶15g，赤石脂15g，肉桂6g，仙鹤草30g，生黄芪15g。6剂，水煎，日两次温服。

四诊：2018年10月25日。患者自诉服药第5日，大便开始每日1～2次，大便急迫症状好转，偶尔还有大便，日4次，大便不成形，肛门肿胀，夜间因为疼痛导致失眠。自测空腹血糖5.6mmol/L，餐后2小时血糖7.9mmol/L。查：舌红，苔黄腻，脉弦滑。治则：寒热平调，散结除痞，清热凉血，利湿排脓。处方：半夏泻心汤合葛根芩连汤合千金苇茎汤，加土茯苓30g，石韦15g，炒地榆15g，鹿角胶15g，赤石脂30g，肉桂6g，仙鹤草30g，生黄芪30g，白芷10g。6剂，水煎，日两次温服。

按语：患者大便急迫，不成形，甚至水样便，反复出现肛周脓肿，舌红，苔黄腻，脉弦滑，考虑为湿热下注所致，给予桂枝茯苓汤合五苓散加减清热利湿，半夏泻心汤寒热平调，千金苇茎汤清热排脓。患者服用二甲双胍控制血糖，靠饮食和运动减重20kg，现肛周脓肿痊愈，纳寐可，二便调，精神状态佳。该患者糖尿病伴发肛周脓肿，曾3次手术，伤口不愈合，用中药清热利湿、益气托疮治疗而愈，糖尿病症状控制良好，血糖达标。

（四十）痹证医案 1

李某，男，31 岁。首诊日期：2018 年 9 月 6 日。

主诉：反复右足疼痛两年，再发 4 天。

现病史：患者两年前因右足疼痛，于外院检查后诊断为"痛风"，经西医止痛、降尿酸等治疗后疼痛可缓解，但足痛仍时有发作。4 天前右足疼痛复发，因顾忌西药副作用，遂来诊。现症见：足痛，口渴，喜饮，肢体沉重，易疲劳，手足心热，多汗，纳寐可，小便色黄，大便 1 ～ 2 次，成形。既往史：痛风，有高尿酸血症病史。查体：血压 129/82mmHg，心率 80 次 / 分。舌质红，苔薄黄，脉弦滑。辅助检查：尿酸 584μmol/L，肌酐 108μmol/L，肌酸激酶 261U/L，谷丙转氨酶 43.4U/L。尿常规示：潜血（+++），红细胞 22.4/UL。腹部彩超示：脂肪肝，胆囊壁略毛糙。双肾彩超示：双肾结石，较大 0.5cm×0.5cm。心电图正常。

诊断：中医诊断：痹证。西医诊断：痛风性关节炎。

治则：滋阴清热，利湿泄浊。

处方：引火汤合封髓丹，加赤芍 15g，地骨皮 10g，肉桂 6g，附子 6g，牛膝 15g，土茯苓 30g，石韦 15g，金钱草 30g，威灵仙 15g，忍冬藤 50g。6 剂，水煎，日两次温服。

二诊：2018 年 9 月 21 日。患者自诉足痛消失，诸症均减轻，纳寐可，二便通畅。查：舌质红绛，苔薄黄，脉弦细。治则：滋阴清热，利湿泄浊。处方：引火汤合封髓丹，加赤芍 15g，地骨皮 10g，肉桂 6g，附子 6g，牛膝 15g，土茯苓 30g，石韦 15g，金钱草 30g，威灵仙

15g，忍冬藤 50g，龟甲 15g，黄精 30g。6 剂，水煎，日两次温服。

按语： 本案患者口渴心饮，易疲劳，手足心热，多汗，尿黄，舌质红，苔薄黄，脉弦滑。考虑为下焦肝肾阴虚、火不归原所致，以引火汤加减治疗。引火汤引火归原，肉桂、牛膝引火下行，石韦、金钱草、忍冬藤、生甘草清热利湿通淋，黄柏、砂仁、肉桂滋肾阴降虚火，化气通关，诸方药合用，使肾阴足，虚火降，湿热清，小便利，尿浊降。嘱患者清淡饮食，戒酒，加减服用上方 1 个月后足痛消失，口渴心烦，易疲劳，手足心热，多汗，尿黄症状改善，尿酸指标恢复正常。

（四十一）痹证医案 2

赵某，男，53 岁。首诊日期：2018 年 9 月 25 日。

主诉： 左手无名指及小指疼痛 10 余年。

现病史： 患者自诉 10 年前曾因外伤导致无名指和小指截肢，因术后并发症出现"骨髓炎"，引起阵发性剧痛至今，尤其夜间较重。患者夜不能寐，长期靠口服药物止痛，严重影响日常生活。现左手指残端剧痛，手部皮肤瘙痒，肤质粗糙发硬，呈颗粒状，皮温低。纳可，寐欠佳（因痒痛），小便可，大便 2～3 次/日。排便费力，不成形，总有排不尽感。素畏寒，多汗，汗后更觉身冷。既往史：高血压病史 10 余年，未规范治疗。查体：血压 179/101mmHg。舌质淡暗，苔黄腻，脉弦紧。辅助检查：尿酸 484μmol/L；甘油三酯 2.02mmol/L，低密度脂蛋白 3.43mmol/L；空腹血糖 7.48mmol/L；心电图示：非特异性 T 波改变。心脏彩超示：左室心肌肥厚，主动脉瓣、二尖瓣、三尖瓣微量反流，左室舒张功能减低。

诊断： 中医诊断：痹证。西医诊断：骨髓炎。

治则：活血利湿，化瘀消癥，温经散寒，养血通脉。

处方：桂枝茯苓汤合当归四逆汤合麻黄细辛附子汤，加炒白术15g，透骨草15g，辛夷15g。4剂，水煎，日两次温服。

二诊：2018年9月30日。患者自诉手指疼痛较前减轻，皮肤瘙痒改善。夜寐可，大便成形，口腔溃疡。查体：舌质紫暗，苔薄白，脉弦细。治则：活血利湿，化瘀消癥，温经散寒，养血通脉。处方：桂枝茯苓汤合当归四逆汤合麻黄细辛附子汤，加炒白术15g，透骨草15g，辛夷15g，豨莶草30g，夜交藤30g，合欢皮30g，钩藤30g。10剂，水煎，日两次温服。

三诊：2018年10月16日。患者自诉药后疼痛较前略减，皮肤瘙痒偶有出现，可忍受，不用抓挠，口腔溃疡和夜寐好转，手足凉，大便不成形。查体：血压167/97mmHg，心率56次/分。查：舌质紫暗，苔黄腻，脉弦滑。治则：活血利湿，化瘀消癥，软坚散结，通络止痛。处方：桂枝茯苓汤加石韦15g，败酱草30g，生薏苡仁30g，片姜黄15g，桑枝30g，穿山龙30g，豨莶草30g，苏木15g，炮山甲6g。7剂，水煎，日两次温服。

四诊：2018年10月24日。患者自诉仍有手疼痛，夜间疼痛明显，但疼痛程度及频率较前改善，手痒消失。手足凉、口腔溃疡消失。大便成形，日两次。查体：血压166/92mmHg，心率65次/分。舌质淡暗，苔黄腻，脉弦滑。治则：活血化瘀，平肝潜阳。处方：血府逐瘀汤加人参10g，黄芪30g，葛根30g，天麻15g，钩藤30g，豨莶草30g。7剂，水煎，日两次温服。

五诊：2018年11月9日。患者自诉左手疼痛、发凉，破损处皮肤弹性减弱。查体：血压185/99mmHg，舌质淡暗，苔黄腻，脉弦滑。治则：活血消癥，散结除痹。处方：桂枝茯苓丸合半夏泻心汤，加豨莶草 30g，桑寄生 15g。8 剂，水煎，日两次温服。

六诊：2018 年 11 月 22 日。右手指端疼痛，夜间可发作 2～3 次。夜间疼痛较重，手足凉，疼痛程度较前减轻。查体：血压 186/104mmHg（未服降压药），心率 69 次 / 分。舌质红，苔黄腻，脉弦滑。治则：活血行气，通络止痛。处方：血府逐瘀汤加葛根 30g，天麻 10g，钩藤 30g，豨莶草 30g。8 剂，水煎，日两次温服。

按语：本案患者有骨髓炎，疼痛，具有夜间重、白天轻的特点，同时手足不温，畏寒多汗，大便不成形，考虑为厥阴病。应用当归四逆汤合桂枝茯苓汤温经散寒，养血通脉，兼活血、化瘀、消癥。治疗后期，患者瘀滞较重，给予血府逐瘀汤加减，加天麻钩藤葛根和桔梗平肝潜阳，引经上行。笔者认为，治疗疑难病一定要抓主症，抓脉症，找到病因所在。本案患者要解除陈寒痼冷，必须用温阳药破冰解冻，在使用麻黄、制附子、细辛的同时，要考虑患者是否有口干、口渴、口苦、颜面部火疖等热象，治疗到一定程度后要权衡利弊，或减大辛大热之药，或增加清火滋阴之品。

（四十二）痉病医案

钱某，男，37 岁。首诊日期：2018 年 9 月 5 日。

主诉：右嘴角、四肢不自主抽动 4 年。

现病史：患者 4 年前无诱因出现右嘴角及四肢不自主抽动，安静时明显，曾于外院行头部 CT 及核磁检查未见明显异常。因家人发现其抽动程度较前有所加重，遂就诊我院。现症见：右嘴角及四肢抽动，颈部及右侧头部不适，进食后即腹痛欲便，大便成形，量少，3～4 次 / 日，夜寐差，早醒，夜尿 1～3 次 / 日。既往史：颈部不适 10 余年，颈部核磁提示颈椎轻度膨出，具体不详；右侧头部不适 10 余年，做相关检查未见异常。查：舌质红，苔黄腻，脉弦细。

诊断：中医诊断：痉病。西医诊断：抽动症。

治则：寒热平调，宽胸理气，平肝潜阳，祛风止痉。

处方：半夏泻心汤加瓜蒌 15g，薤白 10g，木瓜 30g，葛根 30g，天麻 10g，酒白芍 30g，僵蚕 8g，钩藤 30g。6 剂，水煎，日两次温服。

二诊：2018 年 9 月 14 日。患者自诉药后尿频、面部皮肤发紧及身体困倦乏力症状减轻。现症见：右嘴角及四肢抽动，颈部不适，白天仍困倦，纳可。大便成形，1 次 / 日，小便可。查：舌质红，苔薄黄，脉弦细。治则：寒热平调，宽胸理气，平肝潜阳，祛风止痉。处方：半夏泻心汤加瓜蒌 15g，薤白 10g，木瓜 30g，葛根 30g，天麻 10g，酒白芍 30g，僵蚕 8g，钩藤 30g，全蝎 3g，蜈蚣 3g。8 剂，水煎，日两次温服。

三诊：2018 年 9 月 27 日。四肢抽动基本痊愈，嘴角抽动好转，仍有头皮麻木，纳寐可，大便正常。查：舌质红，苔黄腻，脉滑数。治则：寒热平调，宽胸理气，平肝潜阳，祛风止痉。处方：半夏泻心汤加瓜蒌 15g，薤白 10g，木瓜 30g，葛根 30g，天麻 10g，酒白芍 30g，僵蚕 8g，钩藤 30g，全蝎 3g，蜈蚣 3g。15 剂，水煎，日两次温服。

按语：患者安静时右嘴角、四肢抽动，颈部及右侧头部不适，进食后即腹痛欲便，舌红，苔黄腻，考虑中焦湿热，同时有肝风内动，治疗以半夏泻心汤寒热平调，降气除痞；合栝楼薤白半夏汤宽胸理气，通阳散结；木瓜、酒白芍柔肝解痉；葛根、天麻、钩藤平肝息风；僵蚕、全蝎、蜈蚣祛风解痉。患者治疗两个月，抽动症状基本消失。

（四十三）鼻衄医案

耿某，女，66岁。首诊日期：2018年12月20日。

主诉：鼻出血伴周身乏力两个月。

现病史：患者近两个月出现鼻出血，伴心悸，略有头晕，右侧面肌痉挛，口干，纳呆，厌食油腻，反酸，寐差。2018年10月4日以"鼻衄"在我院住院治疗，当时血压高，给予降压和鼻腔纱布填塞后出院。查：舌淡暗，苔薄黄，脉弦细。

诊断：中医诊断：鼻衄。西医诊断：鼻出血。

治则：清上温下，寒热平调。

处方：大黄黄连泻心汤，3剂，沸水泡后代茶饮。

二诊：2018年12月25日。患者自诉服用1剂药后血压下降，睡眠好转，鼻衄止。目前纳可，大便成形，日2～3次，头热、手心热减轻，自测血压正常，耳鸣好转。查：舌淡红少苔，脉沉弦数。治则：滋阴降火，凉血止血。处方：引火汤合封髓丹，加龟甲15g，制附子6g，白茅根15g，血余炭10g。7剂，水煎，日两次温服。

按语：鼻衄治疗，急则治其标，以大黄黄连泻心汤泄热消痞和胃，取大黄、黄连之苦寒，以导泻心下之虚热。但以沸水渍服者，取其气薄而泄虚热。肺开窍于鼻，鼻衄考虑上焦（主要是肺）有火，黄芩专清肺火，三药相合，功专力强，鼻衄立止。缓则治其本，后期调理以引火汤合潜阳丹为主，补肾潜阳，滋阴清热，加入白茅根和血余炭，具有凉血止血和化瘀止血之功效，使止血不留瘀。笔者认为，止血先降火，降火先降气，大黄黄连泻心汤能泻胃火、心火、肺火，能引火下行，故诸症好转，血压下降，鼻衄痊愈，方证对应，效如桴鼓。此方无一味止血药，但鼻衄1剂而止。

（四十四）中风后遗症医案

朱某，男，56岁。首诊日期：2019年1月10日。

主诉：言语不利，二便失禁10个月。

现病史：患者10个月前脑梗死后出现言语不利，二便失禁，情绪易激动，自我控制不住，经常无故大哭，生活完全不能自理，纳寐可。

既往史：2011年曾患脑梗死，未遗留后遗症，高血压病史9年，现口服硝苯地平缓释片，糖尿病病史8年，口服药物控制，血压、血糖控制尚可。10个月前脑梗死再发。查：舌红，苔黄腻，脉沉缓，血压124/88mmHg，心率89次/分。

诊断：中医诊断：中风后遗症。西医诊断：脑梗死后遗症。

治则：活血消癥，化气行水，破血逐瘀，温阳固本。

处方：桂枝茯苓汤合五苓散合桃核承气汤。6剂，水煎，日两次温服。患者脑梗死后情绪失控，二便失禁，舌红，苔黄腻，脉沉缓，考虑为湿热和痰浊瘀血阻滞经络所致，给予桂枝茯苓汤活血化瘀消癥，五苓散温阳化气行水，恢复膀胱的正常气化功能，使水液循于常道，合麻黄附子细辛汤温阳固本，合桃核承气汤破血逐瘀，改善哭笑无常、不能自控等精神症状。

二诊：2019年1月22日。患者易激动、不自主地大哭好转，但仍有小便失禁，纳可，寐一般，大便成形，日1次，夜间尿床2～3次。查：舌红，苔黄腻，左脉弦滑，右脉沉涩。治则：滋阴凉血，祛风通络，破血逐瘀，平肝息风。处方：防己地黄汤合桃核承气汤，加石菖蒲15，郁金15g，远志15g，葛根30g，天麻10g，钩藤30g。7剂，水煎，日两次温服。

三诊：2019年2月2日。患者时有情绪易激动，时哭，小便失禁，尿床两次，大便可，日1次，血压、心率正常。查：舌红，苔黄燥，脉沉涩。治则：滋阴凉血，祛风通络，破血逐瘀，平肝息风。处方：防己地黄汤合桃核承气汤，加石菖蒲15g，郁金15g，远志15g，葛根30g，天麻10g，钩藤30g，胆南星10g，辛夷15g，制附子6g，细辛3g。8剂，水煎，日两次温服。

按语： 首诊药后患者大便成形，日1次，患者仍易激动，不自主地大哭，小便失禁，纳可，寐一般，夜间尿床2～3次，舌红，苔黄腻，左脉弦滑，右脉沉涩。继续予桃核承气汤合防己地黄汤加减，桃核承气汤破血逐瘀，防己地黄汤滋阴凉血，祛风通络，二者均有改善神志症状的作用，合用石菖蒲、郁金、远志疏肝解郁，葛根、天麻、钩藤平肝潜阳，胆南星化痰开窍，辛夷散风寒，通鼻窍，制附子、细辛温肾固本。患者坚持服用两个月，精神症状好转，大小便有便意，可在家人协助下自行处理二便问题，生活质量有了很大改观。嘱其功能锻炼，控制体重，监测血压血糖，防止中风再发，逐步恢复肢体和语言功能。

（四十五）腰痛医案

边某，女，81岁。首诊日期：2019年2月2日。

主诉：外伤后腰腿疼痛1个月。

现病史：患者1个月前不慎跌倒，出现腰腿疼痛不适，于骨科检查后诊断为"腰椎间盘突出症"，建议休息及应用活血通络丸药治疗。因患者亲属常来我院就诊，效果颇佳，遂经介绍来诊。现症见：腰腿疼痛，颈部不适，头晕，耳鸣，眼干，眵多黏腻，大便黏，每日 1～2 次，寐可。既往史：糖尿病、高血压病史 10 余年，耳鸣耳聋头晕两年，眼睛分泌物多，晨起眼黏。查：舌紫暗，苔薄白，脉沉涩。

诊断：中医诊断：腰痛。西医诊断：腰椎间盘突出症。

治则：活血祛瘀，祛风除湿，通痹止痛，益气温阳。

处方：身痛逐瘀汤合活络效灵丹，加制附子 10g，木香 10g，土鳖虫 10g，生黄芪 15g，党参 15g。8 剂，水煎，日两次温服。

二诊：2019 年 2 月 12 日。患者自述诸痛基本缓解，头晕好转，耳鸣仍存在，眼干涩，大便每日一行，寐可。舌质暗红，苔薄白，脉沉细。治则：温补肾阳，培元固本。处方：金匮肾气丸合肾四味调理。

按语：本方为身痛逐瘀汤合活络效灵丹加减，患者年老体弱，肝肾精气不足，故头晕、耳鸣、耳聋、眼干，气血流通不畅；不通则痛，故表现为颈部腰部多处疼痛；大便黏滞不爽，眼睛分泌物多，均为湿热内蕴之象。身痛逐瘀汤出自《医林改错》，具有活血祛瘀、通经止痛、祛风除湿的功效，主治痹证有瘀血者。活络效灵丹为骨伤科常用药，主治气血瘀滞，心腹疼痛，腿臂疼痛，跌打瘀肿，内外疮疡，以及癥瘕积聚等。两方合用，活血化瘀，通络止痛，配黄芪、人参补气，防止大量活血药过于伤正；土鳖虫破血，化瘀力量较大，木香行气止痛，二者合用，增强止痛之功。笔者认为，该患者外伤后导致腰椎间盘突出症，引起腰腿部疼痛，故用活血化瘀法治其标，待病情稳定后，用补肾壮督脉法治其本。

（四十六）癫狂医案

刘某，女，50 岁。首诊日期：2017 年 12 月 12 日。

主诉：烦躁 1 年。

现病史：患者自述近 1 年烦躁欲死，伴头晕，悲伤欲哭，心虚胆怯，寐差，入睡困难，易醒，醒后再难入睡，多梦，体重下降近 10kg，纳可，小便正常，大便干，3 ～ 4 日一行，排便无力。查体：舌质紫暗，舌体胖大，质嫩，苔薄黄，脉弦细涩。既往史：糖尿病病史 7 年，目前应用胰岛素治疗，血糖控制可，空腹血糖 5.0mmol/L，餐后 2 小时血糖 8.0mmol/L。月经史：患者平素月经期 11 ～ 13 天，周期 20 天～ 4 个月不等，末次月经 11 月 13 日，量少色暗，无血块，无痛经，带下正常，孕 1 产 1，带环避孕。近 1 年余月经紊乱。

诊断：中医诊断：癫狂，绝经前后诸证。西医诊断：更年期综合征。

治则：活血行气，养血润燥。

处方：血府逐瘀汤加党参 15g，黄芪 15g，桑寄生 15g，肉苁蓉 15g。7 剂，水煎，日两次服。

二诊：2017 年 12 月 22 日。患者自诉药后悲伤欲哭症状较前好转，无头晕不适，胆怯减轻，入睡困难消失，但凌晨 2 ～ 3 点醒后仍难以入睡，偶有悲伤欲哭，纳可，小便可，大便无力，3 日一行。查体：舌质淡暗，略紫，舌体胖大，苔薄黄，脉弦细。治则：清热燥湿，理气化痰，和胃利胆，交通心肾。处方：黄连温胆汤合交泰丸，加瓜蒌 15g，薤白 10g，党参 15g，黄芪 15g，夜交藤 30g，合欢皮 30g。7 剂，水煎，日两次服。

三诊：2018 年 1 月 3 日。患者自诉上药服后诸症大减，手凉，纳寐尚可，小便可，大便两日一行，不费力。查体：舌质淡暗，舌体胖大，水滑苔，脉弦细。效不更方，治则方药不变，继续二诊方 7 剂巩固治疗后，改予膏方进补。

按语： 女子七七，任脉虚，太冲脉衰少，天癸竭，地道不通，肾阴衰，相火妄动，故出现急躁，悲伤易哭，烘热汗出等症，世人皆以补肾滋阴之法治疗妇人脏躁，然见效者十有其三四，何也？笔者辨现世之人，受外界滋扰颇深，体质复杂多变，故病机亦虚实错杂纷乱，以该病为例，治病本应求本，调其阴阳则愈，然该患者病情长达1年之久，数次服滋补之药而无效，观其舌象脉证（舌质紫暗，舌体胖大，质嫩，苔薄黄，脉弦细涩），瘀滞较重，当知女子以肝为用，久病入络，经脉瘀阻，药石难达，故应先以疏通经络为要，方用血府逐瘀汤以养血活血，少佐党参、黄芪、桑寄生、肉苁蓉益气固元、调补肝肾之品。

二诊患者诸症好转，仍见凌晨2～3点醒后仍难以入睡，偶有悲伤欲哭，舌体胖大，此乃痰湿作祟，故以黄连温胆汤清热燥湿，理气化痰，和胃利胆，加瓜蒌、薤白以助豁痰之力，加肉桂引火归原，党参、黄芪以益气固元，夜交藤、合欢皮以宁心安神。三诊诸症好转。其舌脉尤可见湿瘀之象，故予上方7剂续服后，予以膏方补肾。

（四十七）燥痹医案

孙某，女，58岁。首诊日期：2018年11月1日。

主诉：口舌干燥9年，加重伴手指关节疼痛8个月。

现病史：患者自述9年前曾因口舌干燥就诊某医院，检风湿抗体系列、免疫球蛋白等均为阳性，诊断为"干燥综合征"，8个月前口干舌燥加重，出现手指关节疼痛，于市中心医院就诊，诊断为"干燥综合征，类风湿关节炎"，口服中西药治疗，症状未见明显缓解，遂就诊于此。现症见：口干舌燥，眼睛干，手指关节疼痛，足凉，乏力，右胁肋疼痛，口苦寐差，大便溏泄，日 2 ～ 3 次。既往史：高血压病史 14 年；抑郁症病史两年；肺结核病史 10 个月。查体：舌质暗淡，胖大，水滑苔，脉沉涩。

诊断：中医诊断：燥痹。西医诊断：干燥综合征，类风湿关节炎。

治则：温阳化气，活血消癥。

处方：五苓散合桂枝茯苓汤，加桑寄生 15g，独活 15g。6 剂，水煎，日两次温服。

二诊：2018 年 11 月 9 日。患者自诉服药后口干舌燥、眼睛干好转，乏力减轻，手指关节疼痛略减轻，口苦，寐差，大便溏泄。查体：舌质暗淡，胖大，水滑苔，脉沉涩。治则：温阳化气，活血消癥。处方：五苓散合桂枝茯苓汤，加桑寄生 15g，独活 15g。8 剂，水煎，日两次温服。

三诊：2018 年 11 月 20 日。患者服药后口干舌燥、眼睛干好转，乏力好转，寐好转，手指关节疼痛减轻，现自觉胃脘胀满不适就诊。查体：舌质暗淡，苔黄腻，脉沉涩。治则：寒热平调，散结除痞。处方：半夏泻心汤治疗。两个月后患者于某医院住院半个月，全面复查风湿抗体系列、免疫球蛋白等各项指标均正常。

按语：该患者为一典型的干燥综合征患者，症见口干舌燥，眼睛干，诸多医家治疗干燥综合征多以阴虚火热辨证，然就该患者而言，观其舌质暗淡，胖大，水滑苔，脉沉涩，笔者认为该患者病机当为阳虚水饮内停，津液布散异常。阳虚气化不利，津液难以上承，故口干舌燥，眼睛干，水湿滞下，则大便溏泄；阳虚温化失常，则足凉；寒凝则血瘀，痰瘀互阻，则该患者手指关节疼痛、右胁肋疼痛；水饮凌心则扰心神，故寐差。故治以五苓散温阳化气，利湿行水，合桂枝茯苓汤以温阳渗湿通络，加用桑寄生、独活祛风除湿，养血和营，活络通痹。二诊：患者服药后诸症好转，口干舌燥、眼睛干尤为明显，观其舌脉，仍有水湿血瘀，效不更方，续上方服用。经 20 余日治疗，患者口干舌燥、眼睛干、手指关节疼痛、乏力失眠诸症均明显好转，三诊以胃脘胀满不适就诊，予以半夏泻心汤治疗。该患者两个月期间坚持服中药调整治疗，诸症好转，自行于某医院复检抗体系列、免疫球蛋白等指标均为阴性，众人皆叹其效。

附录 常用方剂

B

半夏泻心汤：姜半夏 10g，黄连 10g，黄芩 10g，干姜 10g，炙甘草 10g，人参 10g。

补中益气汤：生黄芪 15g，党参 15g，炒白术 15g，陈皮 15g，升麻 10g，柴胡 10g，当归 15g，生姜 15g，大枣 15g。

C

柴胡桂枝干姜汤：柴胡 10g，桂枝 15g，干姜 10g，天花粉 30g，黄芩 15g，牡蛎 30g，炙甘草 10g。

柴胡疏肝散：柴胡 10g，陈皮 15g，川芎 10g，酒白芍 15g，枳壳 10g，香附 10g，炙甘草 10g。

D

大黄黄连泻心汤：生大黄 10g，黄连 10g，黄芩 15g。

大建中汤：川椒 6g，干姜 10g，人参 10g。

　　当归芍药散：当归 15g，酒白芍 30g，川芎 10g，茯苓 15g，泽泻 15g，炒白术 15g。

　　当归四逆汤：桂枝 15g，当归 15g，酒白芍 15g，炙甘草 10g，生姜 15g，大枣 15g，通草 6g，细辛 5g。

　　独活寄生汤：独活 10g，桑寄生 15g，杜仲 15g，牛膝 15g，细辛 5g，秦艽 15g，茯苓 15g，肉桂 6g，防风 10g，川芎 10g，人参 10g，炙甘草 10g，当归 15，酒白芍 15g，生地黄 15g。

E

　　二仙汤：仙茅 10g，仙灵脾 15g。

　　二至丸：女贞子 15g，墨旱莲 15g。

F

　　防己地黄汤：防己 10g，生地黄 30g，桂枝 15g，炙甘草 10g，防风 10g。

G

　　甘麦大枣汤：浮小麦 30g，炙甘草 15g。

　　葛根芩连汤：葛根 15g，黄芩 15g，黄连 10g，炙甘草 10g。

　　栝楼薤白半夏汤：瓜蒌 15g，薤白 10g，姜半夏 10g。

　　桂枝汤：桂枝 15g，酒白芍 15g，炙甘草 10g，生姜 15g，大枣 15g。

　　桂枝茯苓汤：桂枝 15g，土茯苓 30g，赤芍 15g，牡丹皮 10g，桃仁 10g。

桂枝附子汤：桂枝 15g，附子 6g，生姜 15g，大枣 15g，炙甘草 10g。

H

黄连温胆汤：黄连 10g，炙甘草 10g，生姜 10g，陈皮 15g，枳实 10g，茯苓 15g，姜半夏 10g，竹茹 10g。

活络效灵丹：当归 15g，丹参 15g，乳香 10g，没药 10g。

J

焦四仙：焦山楂 15g，炒神曲 15g，炒麦芽 15g，炒鸡内金 15g。

交泰丸：黄连 10g，肉桂 6g。

L

理中汤：人参 15g，干姜 10g，炒白术 15g，炙甘草 10g。

六味地黄汤：生地黄 15g，山药 30g，山茱萸 10g，牡丹皮 10g，茯苓 15g，泽泻 15g。

苓桂术甘汤：茯苓 15g，炒白术 15g，桂枝 15g，炙甘草 10g。

M

麻黄附子细辛汤：炙麻黄 6g，细辛 5g，淡附片 6g。

P

平胃散：炒苍术 10g，陈皮 15g，厚朴 15g，炙甘草 10g。

Q

潜阳丹：龟甲 15g，砂仁 10g，淡附片 6g，炙甘草 10g。

千金苇茎汤：冬瓜仁 15g，生薏苡仁 30g，桃仁 10g，芦根 15g。

S

四妙散：炒苍术 10g，生薏苡仁 30g，牛膝 15g，黄柏 10g。

四逆汤：淡附片 6g，干姜 10g，炙甘草 10g。

四逆散：柴胡 10g，枳实 15g，酒白芍 15g，炙甘草 10g。

肾气丸：山药 30g，生地黄 15g，山茱萸 10g，牡丹皮 10g，茯苓 15g，泽泻 15g，肉桂 6g，制附子 6g。

升降散：僵蚕 10g，蝉蜕 10g，片姜黄 15g，酒大黄 6g。

升麻鳖甲汤：升麻 15g，鳖甲 30g，花椒 6g，当归 15g，炙甘草 10g。

生脉饮：人参 10g，五味子 10g，麦冬 15g。

肾四味：狗脊 15g，续断 15g，牛膝 15g，杜仲 15g。

身痛逐瘀汤：牛膝 15g，地龙 10g，羌活 10g，秦艽 15g，当归 15g，制附子 6g，生甘草 10g，川芎 10g，五灵脂 10g，桃仁 10g，红花 10g。

缩泉丸：益智仁 15g，乌药 15g。

酸枣仁汤：炒酸枣仁 30g，川芎 15g，知母 10g，茯苓 15g，炙甘草 10g。

T

葶苈大枣泻肺汤：葶苈子 15g，大枣 15g。

痛泻要方：炒白术 15g，酒白芍 15g，陈皮 15g，防风 10g。

W

吴茱萸汤：吴茱萸 6g，人参 10g，生姜 15g，大枣 15g。

五苓散：桂枝 15g，猪苓 10g，炒白术 15g，泽泻 15，茯苓 15。

五子衍宗丸：车前子 30g，菟丝子 15g，覆盆子 15g，金樱子 15g，韭菜子 15g，五味子 15g。

温经汤：人参 10g，炙甘草 10g，当归 15g，川芎 10g，麦冬 15g，酒白芍 15g，炮姜 10g，制吴茱萸 6g，牡丹皮 10g，桂枝 10g，姜半夏 10g。

乌梅丸：乌梅 10g，生姜 15g，花椒 3g，肉桂 6g，人参 10g，淡附片 6g，黄连 8g，黄柏 8g，细辛 5g，当归 15g。

X

小青龙汤：炙甘草 10g，姜半夏 10g，酒白芍 15g，细辛 5g，五味子 10g，桂枝 15g，生麻黄 6g，干姜 10g。

小柴胡汤：人参 10g，炙甘草 10g，黄芩 10g，柴胡 10g，生姜 15g，大枣 15g，姜半夏 10g。

旋覆代赭汤：旋覆花 15g，代赭石 15g，人参 15g，姜半夏 10g，生姜 15g，大枣 15g。

血府逐瘀汤：当归 15g，生地黄 15g，桃仁 10g，红花 15g，炙甘草 10g，枳壳 10g，牛膝 15g，川芎 10g，柴胡 10g，赤芍 15g，桔梗 10g。

Y

阳和汤：熟地黄15g，鹿角胶10g，炮姜15g，肉桂6g，炙麻黄6g，炒白芥子10g，炙甘草10g。

薏苡附子败酱散：败酱草30g，生薏苡仁30g，淡附片10g。

引火汤：熟地黄60g，麦冬15g，五味子10g，天冬10g，茯苓15g，肉桂6g，巴戟天15g，党参15g，生龟甲15g。

易黄汤：黄柏10g，芡实15g，生山药30g，车前子15g，炒苍术10g，炒白术15g。

玉屏风汤：炒白术15g，生黄芪30g，防风10g。

Z

知柏地黄汤：知母10g，黄柏10g，生地黄15g，山药30g，山茱萸10g，牡丹皮10g，茯苓15g，泽泻15g。

栀子豉汤：栀子10g，淡豆豉15g。

滋肾通关丸：知母10g，黄柏10g，肉桂6g。

左金丸：吴茱萸6g，黄连10g。